Luise Walther

Besser sehen in 21 Tagen

Bibliografische Information der Deutschen Nationalbibliothek
Die Deutsche Nationalbibliothek verzeichnet diese Publikation in der Deutschen Nationalbibliografie. Detaillierte bibliografische Daten sind im Internet über http://d-nb.de abrufbar.

Für Fragen und Anregungen
info@m-vg.de

Wichtige Hinweise
Dieses Buch ist für Lernzwecke gedacht. Es stellt keinen Ersatz für eine individuelle medizinische Beratung dar und sollte auch nicht als solcher benutzt werden. Wenn Sie medizinischen Rat einholen wollen, konsultieren Sie bitte einen qualifizierten Arzt. Der Verlag und die Autorin haften für keine nachteiligen Auswirkungen, die in einem direkten oder indirekten Zusammenhang mit den Informationen stehen, die in diesem Buch enthalten sind.

Ausschließlich zum Zweck der besseren Lesbarkeit wurde auf eine genderspezifische Schreibweise sowie eine Mehrfachbezeichnung verzichtet. Alle personenbezogenen Bezeichnungen sind somit geschlechtsneutral zu verstehen.

Originalausgabe
3. Auflage 2024

Türkenstraße 89
80799 München
Tel.: 089 651285-0

Redaktion: Inez Ulrich
Umschlaggestaltung: Manuela Amode
Umschlagabbildung: Nils Schwarz, www.nilsschwarz.com
Bildnachweis: siehe Seite 149
Layout und Satz: inpunkt[w]o, Wilnsdorf (www.inpunktwo.de)

Druck: Florjancic Tisk d.o.o., Slowenien
Printed in the EU

ISBN Print 978-3-7423-2516-7
ISBN E-Book (PDF) 978-3-7453-2325-2
ISBN E-Book (EPUB, Mobi) 978-3-7453-2324-5

Luise Walther

Besser sehen in 21 Tagen

Mit neurozentrierten Übungen die Sehfähigkeit optimieren

riva

Inhalt

Mehr Bewegung und Abwechslung für die Augen

Du sitzt viel vor dem Rechner, weil es berufsbedingt nicht anders möglich ist? Du hast festgestellt, dass du Dinge in der Ferne oder Nähe nicht mehr genau fokussieren kannst und sie unscharf siehst? Du verbringst viel Zeit in Innenräumen statt draußen in der Natur? Dann wird es höchste Zeit, deinen Augen wieder ihre natürliche Leistungsfähigkeit zurückzugeben, denn sie brauchen viel Bewegung und natürliches Licht.

Durch die voranschreitende Digitalisierung und die ständige Verfügbarkeit verbringen wir mehr Zeit vor Bildschirmen als jemals zuvor: Der Blick wird täglich über viele Stunden hinweg auf Handy, Laptop oder Fernseher gerichtet, anstatt ihn in die Ferne schweifen zu lassen oder die Umgebung abzusuchen. Das führt dazu, dass sich die Sehfähigkeit immer mehr dem bewegungsarmen Lebensstil anpasst. Getreu dem evolutionären Motto »Nutze es oder verliere es« baut infolgedessen der Körper respektive die Sehfähigkeit immer mehr ab. Das gilt für die Muskeln ebenso wie für die entsprechenden neuronalen Verbindungen im Gehirn. Es ist also höchste Zeit, genau diese Strukturen wieder zu beanspruchen und durch ein einfaches Training in den Alltag zu integrieren, um nachhaltig und langfristig die Lebensqualität zu verbessern. Denn Prävention ist bekanntlich besser, als sich später über die Auswirkungen zu beklagen.

Lass uns deshalb gemeinsam deine Sehfähigkeit optimieren und wieder mehr Bewegung und Abwechslung in den Alltag deiner Augen bringen, damit du dich bis ins hohe Alter über gesunde Augen freuen kannst. Das 21-Tage-Programm mit seinen gezielten Übungen und Tricks bietet dir eine strukturierte Vorgehensweise, um deine Augen wieder in Bewegung zu bringen und sie natürlichen Lichtverhältnissen auszusetzen. In unserer von Bildschirmen geprägten Welt vergessen wir oft, dass unsere Augen für Bewegung und Abwechslung gemacht sind.

Sehtraining ist eine bewährte Methode, um Beschwerden wie müde Augen, verschwommenes Sehen und Kopfschmerzen zu lindern. Die vorgestellten Übungen kombinieren traditionelles Sehtraining mit Ansätzen des neurozentrierten Trainings, wobei der Schwerpunkt auf den Zusammenhängen zwischen den Übungen und dem Gehirn liegt. Denn die Augen sind nicht nur passive Empfänger visueller Reize, sondern Teil eines komplexen Systems, das mit dem Gehirn und der gesamten Körperhaltung verbunden ist. Du wirst erfahren, wie kleine, regelmäßige Übungen und Anpassungen im Alltag nicht nur dein Sehvermögen verbessern, sondern auch zu einer entspannteren Körperhaltung, gesteigerter Produktivität und besserer Konzentration führen können.

Für mich persönlich war die Entdeckung des Zusammenhangs zwischen Augen, Gehirn, Muskeln und Körperhaltung ein echtes Aha-Erlebnis. Das tägliche Sehtraining wurde zu meiner Routine, von bewussten Entspannungspausen bis hin zu gezielten Übungen als Unterbrechung der Bildschirmarbeit. Meine Erfahrungen damit möchte ich nun an dich weitergeben.

Diese Anleitung zum Sehtraining ist auch ein Appell, unsere Sinneswahrnehmung zu pflegen und zu erhalten. Die Augen sind Wunderwerke der Natur, und es liegt an dir, sie zu schützen und deine Sehkraft zu fördern.

Wie du dieses Buch nutzt

Du lebst im Zeitalter der Information. Noch nie waren so viele Informationen zugänglich und abrufbar. Und gleichzeitig war es noch nie so schwer, die Informationen zu filtern, zu bewerten und auf die persönliche Situation anzuwenden. Ich möchte versuchen, dir einen Überblick über die Thematik zu geben, um dich mit dem Thema Sehtraining auseinanderzusetzen. Dieses Buch ist kein medizinisches Nachschlagewerk und kein Therapieersatz. Es soll dir einen einfachen, effektiven und effizienten Zugang zum Sehtraining erlauben, sodass du direkt loslegen kannst.

Das 21-Tage-Programm richtet sich auch an dich, wenn du bereits über eine Laseroperation nachgedacht hast oder diese bei dir bereits durchgeführt wurde. Zusätzlich ist es hilfreich für Menschen, die verschiedene Sehprobleme wie Kurz- oder Weitsichtigkeit, Hornhautverkrümmung, Schielen und Alterssichtigkeit haben und ihre aktuelle Sehleistung erhalten oder verbessern wollen. Vielleicht möchtest du auch einfach dem natürlichen Alterungsprozess entgegenwirken. Außerdem erfährst du, wie du deine Augen vor Überanstrengung schützen und dein Sehvermögen im Alltag unterstützen kannst. Wir betrachten nicht nur die physischen Aspekte der Augen, sondern vor allem auch die Rolle des Gehirns und des Nervensystems beim Sehvorgang. Du wirst verstehen, wie dein Gehirn die Signale deiner Augen verarbeitet und wie du deine visuelle Wahrnehmung durch gezieltes Training optimieren kannst. Dabei ist es mir wichtig zu betonen, dass es beim Sehtraining nicht nur um körperliche Übungen geht, sondern auch um die richtige Einstellung und die richtigen Gewohnheiten. Ein gesunder Lebensstil, ausreichend Schlaf, eine ausgewogene Ernährung und regelmäßige Pausen für die Augen tragen ebenfalls zur Verbesserung der Sehfunktion bei. Es ist ratsam, diese Aspekte in den Alltag zu integrieren, um umfassende Ergebnisse zu erzielen.

Wenn bereits medizinische oder chirurgische Maßnahmen zur Verbesserung des Sehvermögens in Erwägung gezogen werden oder wenn bereits Augenprobleme bestehen, sollte vor Beginn des Sehtrainings immer eine qualifizierte fachärztliche Konsultation erfolgen. Es versteht sich von selbst, dass dieses Buch keine Heilungsversprechen oder Garantien gibt. Das wäre in höchstem Maße unseriös. Statt eines Allheil- oder Wundermittels biete ich dir die Chance, dein Sehvermögen im Rahmen des individuell Möglichen zu trainieren und zu verbessern. Um dabei optimale Ergebnisse zu erzielen, brauchst du Engagement, Ausdauer und Geduld. Da jeder Mensch einzigartig ist, können auch das Training und das Trainingsergebnis sehr unterschiedlich ausfallen. Es gibt also nicht die eine Lösung, die für alle funktioniert. Deshalb ist es wichtig, die Übungen und Techniken der individuellen Situation und den eigenen Bedürfnissen anzupassen. Veränderungen der Sehfunktion können zwar unmittelbar nach dem Training auftreten, aber um sie dauerhaft zu erhalten, ist kontinuierliches Training notwendig. Vor allem ist es wichtig, dass du Lust und Freude an den Übungen hast. Denn nur, was dir langfristig Freude bereitet, wird auch nachhaltig in deinen Alltag integriert.

» Ein gesunder Lebensstil, ausreichend Schlaf, eine ausgewogene Ernährung und regelmäßige Pausen für die Augen tragen ebenfalls zur Verbesserung der Sehfunktion bei.

Machen wir uns also gemeinsam auf den Weg, dein Sehvermögen zu optimieren, die Augen in Bewegung zu bringen und ihnen die Aufmerksamkeit zu schenken, die sie verdienen.

Was dich erwartet

Kurz und bündig: Ich erkläre dir, wie du in 21 Tagen besser sehen kannst. In mehreren Kapiteln bekommst du einen strukturierten Leitfaden für das Sehtraining an die Hand. Zu Beginn hast du schon meine persönliche Motivation zum Thema erfahren. Auf den nächsten Seiten sprechen wir darüber, was Sehtraining eigentlich bedeutet. Du lernst den aktuellen Stand der Wissenschaft kennen und erfährst, welche Rolle Sehtraining im Leistungs- und Breitensport spielt. In **Kapitel 1 »Warum Sehtraining so wichtig ist«** (ab Seite 21) nenne ich dir gewichtige Gründe für das neurozentrierte Sehtraining und die Vorteile, die es dir bringen kann. Ich ermutige dich, über deine eigene Motivation für das Sehtraining nachzudenken und zeige dir, was das Programm für dich tun kann – und was nicht. In **Kapitel 2 »Was du über Sehtraining wissen solltest«** (ab Seite 35) lernst du, warum du eigentlich dein Gehirn und nicht deine Augen trainierst. Außerdem bekommst du einen Überblick über die Anatomie des Auges, der Augenmuskeln und des Gehirns. **Kapitel 3 »Wie du Sehtraining in die Praxis umsetzt«** (ab Seite 55) begleitet dich Tag für Tag bei der Umsetzung des Sehtrainings und erklärt dir, wie du individuell, regelmäßig und erholt trainieren kannst. Du bekommst konkrete Tipps, Strategien und Schritt-für-Schritt-Anleitungen, die dir bei deinem Sehtraining helfen. In **Kapitel 4 »Wann und wo du deine Augen trainieren kannst«** (ab Seite 133) geht es schließlich los mit dem Training. Ich zeige dir anhand einiger Beispiele, wie du Sehtraining nachhaltig in deinen Alltag integrieren kannst. Durch weitere Tools wie Übungstafeln bekommst du zusätzlichen Input und praxisnahe Tipps.

Ich wünsche dir viel Freude und Gelassenheit dabei!

Deine Luise

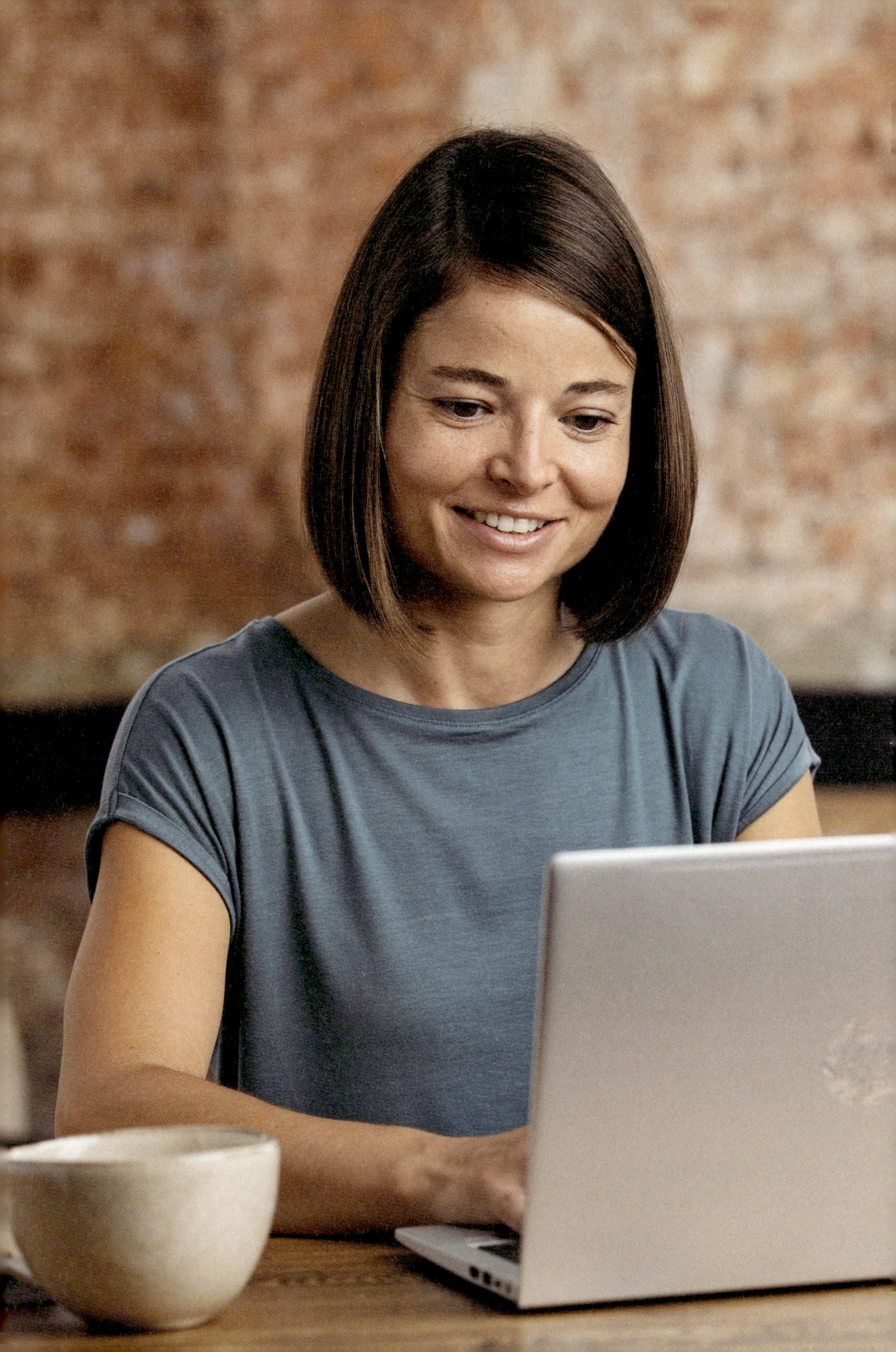

Einführung

Sehen – mehr als ein klarer Blick

Faszination Augen

Die Augen sind mit Abstand unser leistungsfähigstes Sinnesorgan. Sie nehmen pro Sekunde 10 Millionen Informationen auf und leiten sie an das Gehirn weiter. Bis zu 80 Prozent an Informationen aus der Umgebung werden über die Augen aufgenommen. Durch sie nimmst du Formen, Gesichter, Farben und Raumtiefe wahr. Die Augen dienen aber nicht nur zum Sehen, sie sind auch elementar für Bewegung. Durch eine enge Verbindung mit dem Nervensystem werden Bewegungen präzise gesteuert und angepasst. Während du dich in deiner Umgebung umschaust und dich auf unterschiedliche Reize konzentrierst, liefern deine Augen die nötigen Informationen für deinen Körper, um sich zu bewegen und zu stabilisieren. Selbst beim Lesen dieser Zeilen laufen hochkomplexe Prozesse ab: Das Gehirn erkennt die Buchstaben, fügt sie zu Wörtern zusammen und verleiht ihnen eine Bedeutung. Deine Augen springen in einer geschmeidigen Augenfolgebewegung von Zeile zu Zeile. Egal, ob du ein Buch liest, am Bildschirm arbeitest, Objekte in der Ferne betrachtest oder Gesichter anschaust – deine Augen nehmen unentwegt Informationen auf, dein Gehirn verarbeitet diese und interpretiert sie. Nur so ergibt die Welt um dich herum Sinn.

Neurozentriertes Training, das von dem Humanbiologen und Chiropraktiker Dr. Eric Cobb entwickelt wurde, bedeutet Training für das Gehirn, denn Bewegung entsteht genau dort. Es verarbeitet die eingehenden Informationen aus den drei bewegungssteuernden Systemen, also den Augen, dem Gleichgewicht und der Körperwahrnehmung, und steuert als Schaltzentrale des Körpers alle Prozesse. Das Ergebnis ist idealerweise eine schmerzfreie Bewegung und eine dynamische Körperhaltung. Im Rahmen des neurozentrierten Trainings setze ich den Fokus auf minimalistische und pragmatische Übungen mit großem Effekt: Du siehst besser, du bewegst dich besser und du fühlst dich besser. Egal, ob im Alltag, bei der Arbeit oder in der Freizeit – besser zu sehen, kann einen großen Unterschied in der Lebensqualität machen. Da die Augen mit dem Gehirn eng vernetzt sind, kann besseres Sehen auch bedeuten, sich in verschiedenen Umgebungen sicherer zu bewegen und eine insgesamt gesteigerte Bewegungsqualität zu erleben.

Die Augen sind mit Abstand unser leistungsfähigstes Sinnesorgan. Sie nehmen pro Sekunde 10 Millionen Informationen auf.

Die Bedeutung von Sehtraining

Laut Duden bedeutet sehen »mit dem Gesichtssinn, mit den Augen optische Eindrücke wahr(zu)nehmen«.[1] Und die Definition von Training ist laut Duden die »planmäßige Durchführung eines Programms von vielfältigen Übungen zur Ausbildung von Können, Stärkung der Kondition und Steigerung der Leistungsfähigkeit«.[2] Sehtraining umfasst entsprechend Übungen, die das Sehvermögen erhalten und sogar verbessern können. Das kann durch das Training der Augenmuskeln oder durch Verbesserung der Koordination und des Zusammenspiels der Augen geschehen. Wichtig ist dabei die Okulomotorik, also die Fähigkeit der Augen, sich zu bewegen. Durch gezieltes Training der Okulomotorik können verschiedene Aspekte der visuellen Wahrnehmung und Augenbewegungen verbessert werden. Augenmassagen und Entspannungstechniken gehören ebenfalls zum Sehtraining.

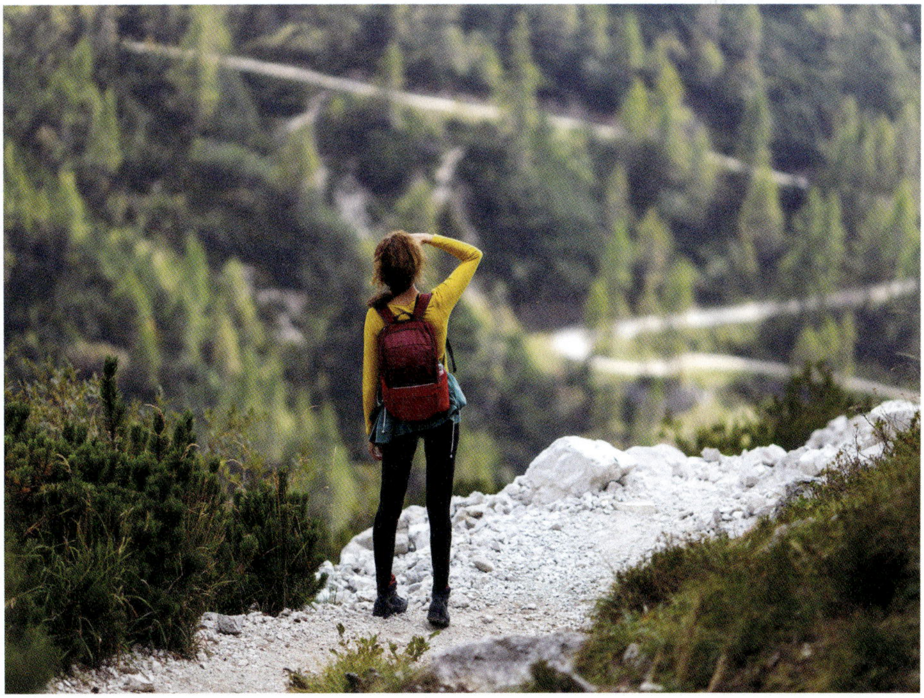

Sehtraining verbessert die Sehfähigkeit. Natürliches Licht in der Natur fördert die Augengesundheit und unterstützt den Prozess effektiv.

Dr. William Padula, Professor für Pharmazie und Gesundheitsökonomie, beschreibt Sehen noch deutlich umfassender: »Das Sehen ist ein dynamischer, interaktiver Prozess motorischer und sensorischer Funktionen, der durch die Augen vermittelt wird und der gleichzeitigen Organisation von Haltung, Bewegung und räumlicher Orientierung, der Manipulation der Umwelt und in höchstem Maße auch der Wahrnehmung und des Denkens dient.«[3] Ich betrachte Sehen ganzheitlich, denn es ist mehr als der klare Blick. Es umfasst folgende Anforderungen:

- **Sehschärfe:** Schärfe des Sehens, für statische und bewegte Objekte.
- **Gesichtsfeld (visuelles Feld):** Bereich, den die Augen wahrnehmen können, einschließlich monokularer (einäugiger) und binokularer (beidäugiger) Sicht.
- **Akkommodation:** Anpassung der Augenlinse, um Objekte in unterschiedlichen Entfernungen scharf zu sehen.
- **Blickstabilisierung und Aufmerksamkeitskontrolle:** Fixierung eines Punktes im Raum, was auch die Aufmerksamkeitskontrolle beeinflusst.
- **Augenfolgebewegungen:** Verfolgung sich bewegender Objekte mit den Augen.
- **Sakkaden (Blicksprünge):** Schnelle Augenbewegungen, um zwischen verschiedenen Punkten zu wechseln.
- **Binokulares Sehen:** Konzentration beider Augen auf ein einzelnes Objekt.
- **Stereopsis:** Wahrnehmung tiefer und räumlicher Aspekte von Objekten.
- **Vergenzen:** Fixierung von Objekten in unterschiedlichen Entfernungen, umfasst Konvergenz und Divergenz.
- **Visuelle Wahrnehmung:** Kombination von visueller Aufmerksamkeit, Mustererkennung, visuellem Gedächtnis und visueller Kognition.

Diese Hierarchie zeigt, wie verschiedene Aspekte unseres Sehvermögens miteinander verknüpft sind, um ein umfassendes visuelles Erlebnis zu schaffen. Der Trainingsansatz beruht daher auf zwei Annahmen:

1. Die Augenmuskeln können, wie alle anderen Muskeln des Körpers, trainiert werden, um stark und gesund zu bleiben.
2. Sehen findet mit den Augen und dem Gehirn statt. Dabei laufen komplexe Prozesse ab, die durch gezielte Übungen positiv beeinflusst werden können.

Der aktuelle Stand der Wissenschaft

Es gibt viele Studien, die die unterschiedlichen Aspekte des Sehens als trainierbar belegen. Besonders die Blickmotorik, also die Fähigkeit deiner Augen, sich schnell und präzise zu bewegen, um von einem Punkt zum anderen zu schauen, und die dynamische Sehschärfe sind sehr gut wissenschaftlich belegt. Das Training wirkt sich weniger auf die Muskeln deiner Augen aus als vielmehr auf die Art und Weise, wie dein Gehirn und deine Augen zusammenarbeiten. Es hilft deinem Gehirn, die Bewegungen deiner Augen besser zu koordinieren.[4, 5, 6, 7, 8, 9, 10] Dabei zeigt sich, dass die positiven Auswirkungen nicht auf das Training der Muskeln, sondern auf die Verbesserung der zentralen koordinativen Effekte zurückzuführen sind. Das bedeutet, dass die vom Gehirn ausgehende Augen-Muskel-Koordination besser funktioniert. Auch für das verbesserte periphere Sehen gibt es wissenschaftliche Nachweise.[11, 12, 13, 14] Du kannst also Dinge besser aus dem Augenwinkel sehen. Denk mal daran, was du normalerweise in deinem Blickfeld wahrnimmst. Das Training ermöglicht es dir, dieses Blickfeld zu erweitern, sodass du mehr von dem erfassen kannst, was seitlich oder oberhalb und unterhalb deines Hauptblicks liegt. Studien haben gezeigt, dass dieses Training hilfreich sein kann, um deine Konzentrationsfähigkeit zu steigern.[15, 16] Durch gezieltes Sehtraining mit speziellen Blicktechniken kann auch deine Fähigkeit, Dinge wahrzunehmen und zu beurteilen, verbessert werden. Das betrifft verschiedene visuelle Fähigkeiten wie das Erkennen von Fehlern beispielsweise bei Sportarten oder die Wahrnehmung von Informationen am Rand deines Sichtfelds. Studien zeigen, dass diese Fähigkeiten tatsächlich trainierbar sind.[17, 18, 19, 20]

Um im Alter der nachlassenden Sehfähigkeit entgegenzuwirken, gibt es besonders in den USA seit Jahrzehnten Trainingsprogramme zur Verbesserung der Augenbeweglichkeit. Diese Programme zielen darauf ab, die altersbedingte Abnahme der dynamischen Sehschärfe zu verlangsamen. Diese Abnahme ist teilweise auf strukturelle Veränderungen der Augenmuskulatur und die verminderte Geschwindigkeit der äußeren Augenmuskeln sowie die eingeschränkte Beweglichkeit der Augen zurückzuführen. Betrachte diese Übungen als ein Fitnesstraining für deine Augen, um sie agil und scharf zu halten.

Grundlage des Sehtrainings ist die Fähigkeit des Gehirns, sich an neue Umgebungen, Erfahrungen und Herausforderungen anzupassen und sich zu verändern. Das nennt man Neuroplastizität. Früher ging man davon aus, dass das menschliche Gehirn im Erwachsenenalter statisch ist, sich also nicht mehr verändern kann, und dass nur in der Kindheit und Jugend eine schnelle Entwicklung und Anpassungsfähigkeit möglich ist. Neuere wissenschaftliche Forschungen zeigen jedoch, dass das Gehirn auch im Erwachsenenalter äußerst anpassungsfähig ist und sich ständig verändert. Bis zum Tod kann sich das Gehirn in seiner Funktion und Struktur umbauen und verändern. Diese Anpassung kann auf molekularer, zellulärer und funktioneller Ebene erfolgen. Sie spielt eine entscheidende Rolle beim Lernen und Erinnern, bei der motorischen Kontrolle, der Sinneswahrnehmung, der Regulation von Emotionen und der Erholung nach Verletzungen oder Schädigungen des Gehirns. Ich konzentriere mich hier besonders auf die motorische Kontrolle, also die Fähigkeit des Nervensystems, Bewegungen zu planen, zu koordinieren und auszuführen.

Sehtraining hilft deinem Gehirn, die Bewegungen deiner Augen besser zu koordinieren.

Die Neuroplastizität ist im Zusammenhang mit dem Sehtraining wichtig, weil sie zeigt, dass das visuelle System und das Sehvermögen nicht festgelegt oder unveränderlich sind. Ganz im Gegenteil: Durch gezieltes Sehtraining und regelmäßige visuelle Aktivität können neue neuronale Verknüpfungen gebildet und bestehende verbessert werden, um das Sehvermögen zu optimieren. Es gibt verschiedene Mechanismen, die zur Neuroplastizität beitragen. Der bekannteste ist die sogenannte synaptische Plastizität. Synapsen sind die Verbindungen zwischen Nervenzellen im Gehirn, sie übertragen Informationen. Die Stärke und Effizienz dieser synaptischen Verbindungen können sich ändern, je nachdem, wie oft sie benutzt werden. Wird eine bestimmte synaptische Verbindung häufig aktiviert, wird sie stärker. Selten aktivierte Verbindungen können geschwächt oder sogar rückgebildet werden. Angenommen, jemand hat früher einmal eine Fremdsprache erlernt, sie aber jahrelang nicht mehr gesprochen. Infolgedessen könnten die neuronalen Verbindungen, die für diese Sprache zuständig sind, schwächer werden. Wenn diese Person jedoch beschließt, ihre Sprachkenntnisse wieder aufzufrischen, ermöglicht die Neuroplastizität die Entwicklung neuer Verbindungen und die Wiederherstellung der sprachlichen Fähigkeiten.

Der New Yorker Augenarzt Dr. William Bates gilt als der Begründer des Sehtrainings. Seine Methode betont die Verbesserung der Sehkraft durch Entspannung und Lockerung der Augenmuskulatur sowie durch bewusstes, natürliches Sehen. Darunter versteht man das Wahrnehmen von visuellen Reizen ohne Anstrengung oder übermäßige Fokussierung. Obwohl diese Methode populär ist, fehlt der wissenschaftliche Nachweis, dass sie wirkt. Sehtraining konzentriert sich zunächst auf die Vorbeugung fortschreitender Fehlsichtigkeit.

Der aktuelle Stand der Wissenschaft zeigt, dass Sehtraining positive Auswirkungen auf das Sehvermögen haben kann. Insbesondere bei bestimmten Sehproblemen wie Schielen oder Konvergenzproblemen zeigen viele Studien[21, 22, 23, 24] die positiven Effekte. Allerdings fehlen oftmals noch spezifische Wirkungsnachweise für die verbesserte Koordination der Augenmuskeln, die stabilisierte Ausrichtung der Augen und das dadurch reduzierte Schielen. Theoretisch kann schon allein das Üben und die Bewegung an sich bereits eine vorübergehende Verbesserung erzielen. Daher ist es wichtig, das Training individuell an die eigene Situation anzupassen und vorab die Augen fachärztlich untersuchen zu lassen. In jedem Fall kann die Zusammenarbeit mit Optometristen oder Optikern sinnvoll sein. Da sie Experten in Sachen Sehprüfungen sind, können sie individuelle Lösungen für Sehprobleme anbieten und gegebenenfalls Korrekturmaßnahmen empfehlen.

Der amerikanische Optometrist Dr. A. M. Skeffington erkannte bereits 1930, dass Sehen eigentlich die visuelle Wahrnehmung umfasst. Er legte mit seiner Theorie die Grundlage zum Sehtraining und ist Begründer der Verhaltensoptometrie. Seiner Meinung nach passt sich das Sehsystem den individuellen Anforderungen des Alltags an. Auch der Physiologe und Physiker Hermann von Helmholtz untermauerte dies wissenschaftlich. Er trug wesentlich zur Erforschung der Sinnesphysiologie bei, besonders in Zusammenhang mit den Gesetzen der Wahrnehmung und der Augenoptik. Seine Erkenntnisse beeinflussten die Entwicklung von Methoden im Sehtraining, insbesondere für das Verständnis der Augenmuskulatur und der visuellen Wahrnehmung. Skeffington hingegen entwickelte das Konzept der »Vier Kreise von Skeffington«, die zusammen das gute Sehen ausmachen:

Der aktuelle Stand der Wissenschaft zeigt, dass Sehtraining positive Auswirkungen auf das Sehvermögen haben kann.

- Augenbewegungen
- Beidäugigkeit
- Scharfstellung
- Wahrnehmung

Jeder dieser Aspekte spielt eine wichtige Rolle für die visuelle Leistungsfähigkeit. Funktionsstörungen in einem oder mehreren Kreisen können zu visuellem Stress führen. Durch eine umfangreiche visuelle Analyse und gezieltes Training können Defizite erkannt und verbessert werden, um die visuelle Wahrnehmung zu optimieren. Bitte suche dir Fachleute für eine individuelle Betreuung, besonders bei Vorerkrankungen oder komplexen Ausgangssituationen. Das empfehle ich auch allen meinen Kundinnen und Kunden, denn das ist für mich die Grundlage einer professionellen Betreuung.

Sehtraining für Sportler hat vielfältige positive Wirkungen, wie verschiedene Studien herausfinden konnten. Es kann nicht nur die Genauigkeit der Augenbewegungen verbessern, bei jungen Handballern konnte deren Sehfunktion und Wurfleistung optimiert werden. Es kann auch das Risiko von Gehirnerschütterungen bei Fußballern reduzieren.
Trotzdem ist weitere Forschung erforderlich, um die Wirksamkeit des Sehtrainings noch besser zu verstehen, zu bestätigen und zu klären, welche Übungen welche Wirkung erzielen.

Sehtraining im Leistungs- und Breitensport

Im Leistungssport wird visuelles Training schon seit Jahrzehnten eingesetzt, um die individuelle Leistung in der spezifischen Sportart zu verbessern.[25, 26, 27] Seit 1978 unterstützen beispielsweise Optometristen die US-amerikanischen Athleten bei den Olympischen Spielen. Ihr Ziel ist es, durch visuelle Screenings und Trainingsprogramme die Leistung weiter zu verbessern.[28] Der Fokus liegt dabei meist auf der Blickstrategie, also wohin die Person schaut, wenn sie zum Beispiel einen Ball annimmt. Zusätzlich werden verschiedene visuelle Fertigkeiten gezielt trainiert. Das können Blicksprünge, Augenfolgebewegungen oder Übungen zur Verbesserung des Tiefen- und Kontrastsehens sein. Diese Fähigkeiten sind besonders auf dem Spielfeld ein entscheidender Vorteil gegenüber dem Gegner. In den letzten Jahren hat sich besonders in Deutschland die Neuroathletik verbreitet. Es basiert auf klassischem Athletiktraining und findet vor allem im Leistungssport individuelle Anwendung. Die Grundlage ist dieselbe wie beim neurozentrierten

Training, das sich im Vergleich zur Neuroathletik aber nicht auf die Athletik, sondern auf die Alltagsfähigkeiten konzentriert. Neuroathletik kann also die sportliche Leistungsfähigkeit verbessern und stellt dabei das Gehirn in den Mittelpunkt. Obwohl das Training einige visuelle Fähigkeiten verbessern kann, ist es oft nicht spezifisch genug, um den Anforderungen von Sportlern gerecht zu werden, was aktuell wissenschaftlich kritisiert wird.[29] Diese Übungen können, obwohl zunächst attraktiv, bei Sportlern schnell Langeweile auslösen.[30]

Das neurozentrierte Training hingegen überträgt die Erkenntnisse aus der angewandten Neurowissenschaft in den Breitensport und die Prävention. Statt höher, schneller und weiter geht es dabei um gesünder, ausgeglichener und nachhaltiger. Ohne hohe Eintrittsbarrieren wird Wissen vermittelt und es werden Übungen für all diejenigen zugänglich gemacht, die das eigene körperliche Potenzial entfalten möchten.

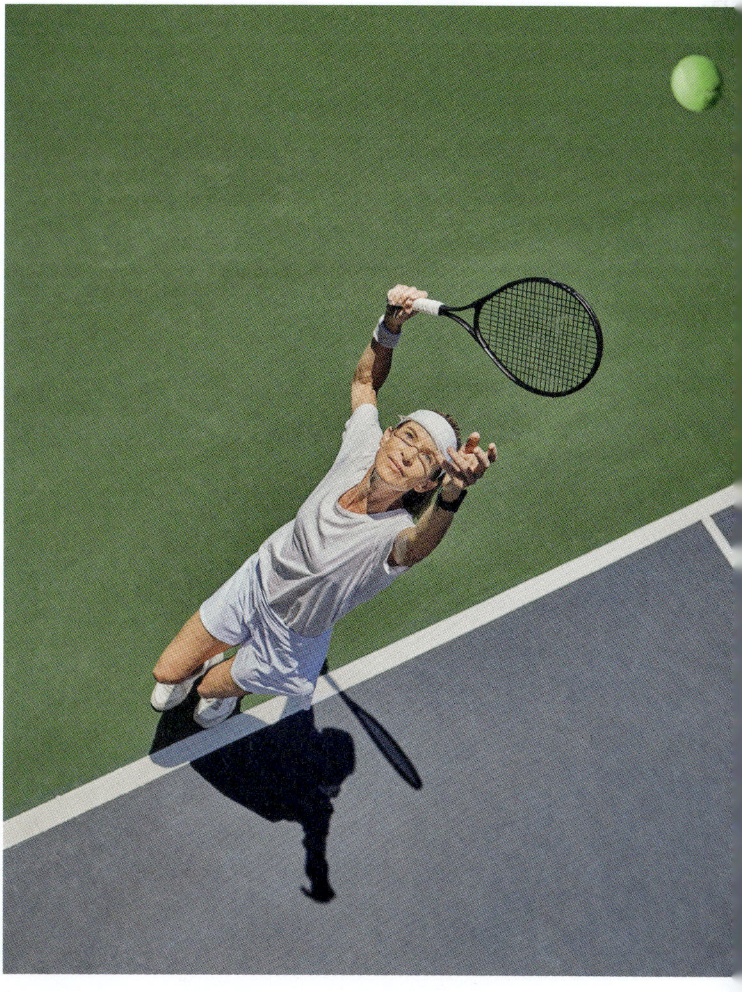

Sehtraining im Leistungs- und Breitensport ist der Schlüssel, um die letzten Prozent an Leistung durch präzises Sehen und Raumorientierung zu optimieren.

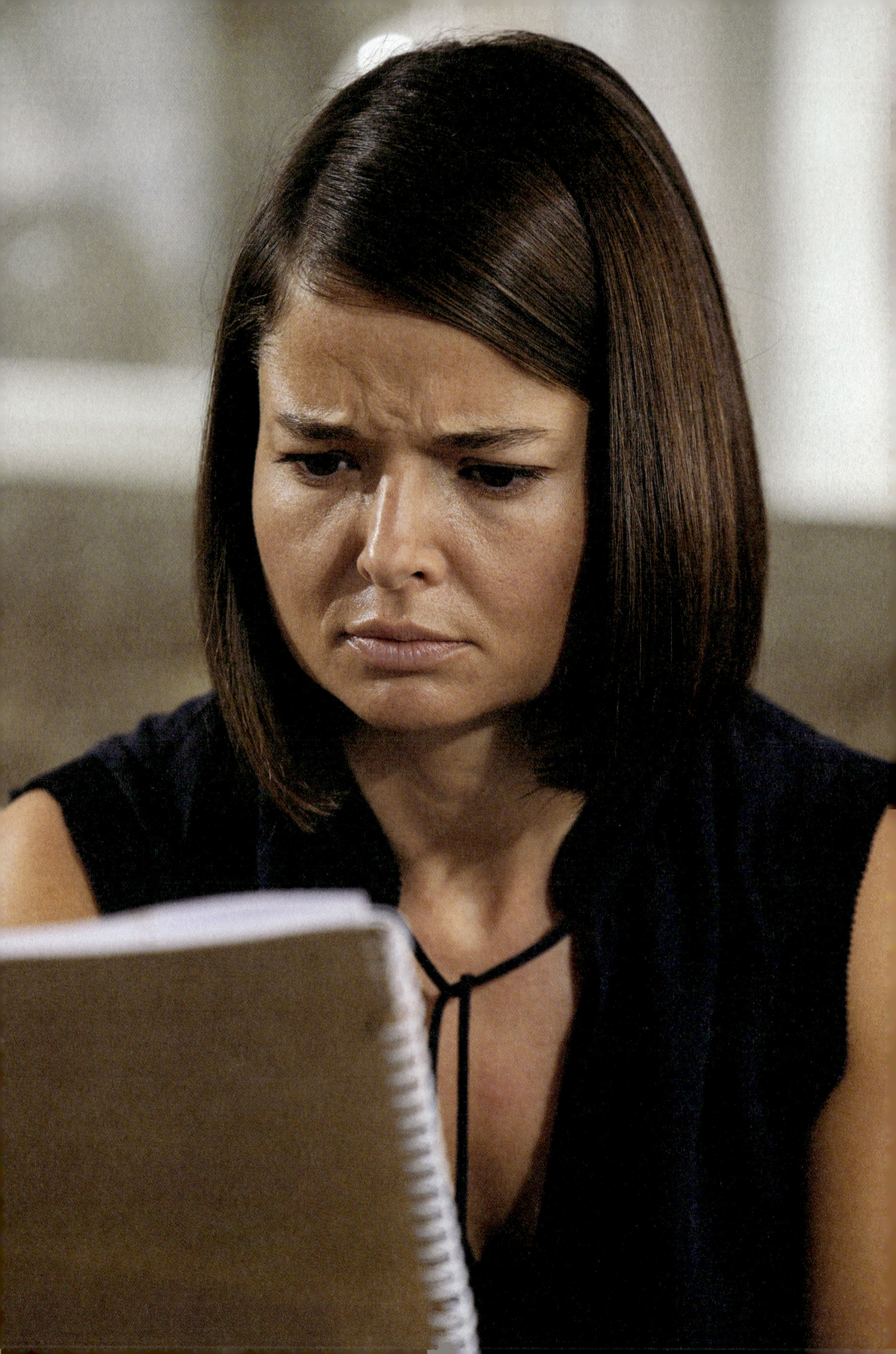

Kapitel 1

Warum Sehtraining so wichtig ist

Die Bedeutung des Sehens

Die Augen sind der Schlüssel des Bewegungsapparates. Sie liefern kontinuierlich Informationen über die Umgebung und die Position des Körpers. Dabei helfen sie, Distanzen einzuschätzen, Hindernisse zu erkennen und die Ausrichtung des Körpers zu steuern. Das visuelle Feedback ist somit entscheidend für die präzise Ausführung von Bewegungen. Du siehst jedoch mit dem Gehirn, nicht mit den Augen. Die von den Augen aufgenommenen Sinnesinformationen verarbeitet und interpretiert das Gehirn, um ein sinnvolles Bild von der Umwelt zu vermitteln. Die eingehenden Signale werden dabei sortiert, strukturiert und klassifiziert. Durch komplexe Prozesse werden daraus zusammenhängende Wahrnehmungen erzeugt, um Objekte und Ereignisse in der Umgebung zu unterscheiden und zu identifizieren. Ohne diese Integration würdest du nur bedeutungslose Farbflecke wahrnehmen.

Warum Sehtraining so wichtig ist

Wie bei jedem Trainingsansatz gilt auch beim Trainieren der Sehfähigkeit: Es gibt nicht die eine perfekte Übung, nicht das eine Programm, das für alle geeignet ist. Es gibt jedoch grundlegende Übungen und Techniken, die die Funktionen deiner Augen und deine Sehfähigkeit trainieren. Diese kannst du individuell testen, auswählen und anpassen. Die bekanntesten sind:

1. **Augenübungen:** Es gibt viele Übungen, um die Augenmuskeln zu stärken und die Sehkraft zu verbessern. Zum Beispiel können Augenrollen, das Fokussieren auf nahe und ferne Objekte oder das Verfolgen von Objekten dazu beitragen, die Augenmuskeln zu trainieren.
2. **Entspannungstechniken:** Da sich Stress und Anspannung negativ auf die Augen auswirken können, helfen Entspannungstechniken, diese Anspannung im Körper abzubauen und damit auch die Augen zu entlasten.
3. **Augenschutz:** Brillen oder Bildschirmfilter können helfen, die Augen vor Blendung und schädlichem Licht zu schützen. Gerade bei längerer Bildschirmarbeit kann die Einstellung von Farbfiltern individuell große Entspannung bringen.

Ganz allgemein gibt es eine Vielzahl von Dingen, auf die du im Alltag achten kannst, um dir und deinen Augen etwas Gutes zu tun.

- **Dein Arbeitsplatz sollte gut ausgeleuchtet sein.** Generell bedeutet das, dass du helles und blendendes Licht vermeidest. So kannst du deine Augen vor Belastung und Ermüdung schützen.
- **Lege regelmäßige Pausen ein.** Besonders wenn du längere Zeit vor dem Bildschirm verbringst, können geregelte Pausen für Entspannung und geringere Belastung sorgen.
- **Bewege dich so viel wie möglich in deinem Alltag.** Sowohl Sport als auch tägliche Bewegungsimpulse fördern nicht nur dein Herz-Kreislauf-System, sondern verbessern dadurch auch die Durchblutung und den Sauerstofffluss zu den Augen.
- **Gerade bei viel Bildschirmarbeit lohnt es sich, Farbfilter zu nutzen.** Neben Blaulichtfiltern, die mittlerweile standardmäßig in die meisten Geräte eingebaut sind, können auch gefärbte Brillen einen positiven Effekt auf die individuelle Sehfähigkeit ausüben. Verschiedene Farben beeinflussen unsere Stimmung und unser Wohlbefinden auf einzigartige Weise. Jede Farbe besitzt eine charakteristische Energie, die sich unmittelbar auf unseren Körper und unsere Psyche auswirkt. Zum Beispiel kann Rot anregend und kräftigend sein, während Blau eine beruhigende Wirkung hat. Gelb hingegen steigert die Konzentration und verleiht Energie, während Grün für Ausgeglichenheit sorgt. Farbbrillen bieten eine Möglichkeit, diese positiven Effekte im Alltag und beim Sport zu nutzen, sei es für mehr Konzentration, Energie, Entspannung oder Kraft.
- **Achte auf komplette Dunkelheit beim Schlafen.** In der Netzhaut befinden sich Melanopsin-Ganglienzellen, vereinfacht gesagt Augenzellen, die auf Licht reagieren und dem Gehirn Informationen über Helligkeit und Farbe senden. Da sie sehr empfindlich sind und dadurch auch relativ schwaches Licht wahrnehmen können, beeinflussen sie deinen Schlaf-wach-Zyklus und die biologische Uhr. Wenn diese Zellen in der Nacht aktiviert werden, wird der Schlaf gestört, und damit gerät der Hormonhaushalt aus der Balance.
- Ganz generell ist eine **ausgewogene Ernährung** mit Fokus auf unverarbeitetes Gemüse und Obst empfehlenswert. Sie versorgt deinen Körper mit Antioxidantien und Vitaminen. Die Fotorezeptoren und die damit verbundenen Moleküle des Auges können durch eine ausgewogene Ernährung unterstützt

werden. Vitamin A ist wichtig für die Fototransduktion, den Prozess der Umwandlung von Lichtenergie in elektrische Signale für das Gehirn. Um genug davon aufzunehmen, solltest du auf dunkles grünes Blattgemüse wie Grünkohl, Spinat, Römersalat und Brokkoli sowie gelbes und orangefarbenes Gemüse und Obst achten, zum Beispiel Kürbis, Karotten, Mango und Pfirsiche. Lutein, ein Carotinoid (Vitamin-A-Vorstufe), ist ebenfalls in dunklem Blattgemüse vorhanden und unterstützt den Lichtumwandlungsprozess der Augen. Es ist ebenfalls in dunklem Blattgemüse vorhanden.

- **Sorge für einen abwechslungsreichen Alltag.** Deine Augen müssen sich im Laufe des Tages immer wieder anpassen, um die Umgebung klar und deutlich zu erkennen. Wenn du in die Ferne schaust, ist deine Linse entspannt. Fokussierst du dich auf nähere Objekte, passt sich dein Auge darauf an. Dazu verdickt es die Linse, damit das eintretende Licht entsprechend gebrochen wird. Besonders das lange Konzentrieren auf nahe Objekte, also zum Beispiel Handy oder Laptop, beansprucht die Augenmuskeln und die entsprechenden Nerven sehr. Dadurch kann sich die Länge des Augapfels verändern. Dieses Phänomen erleben viele während des Studiums oder der ersten Berufsjahre am Rechner. Das schnelle Fokussieren von unterschiedlichen Entfernungen wird dann immer schwerer. Besonders die Anpassung an die Ferne fällt dann schwer, was die Kurzsichtigkeit verschlimmert. Um das zu vermeiden, solltest du deine Augen im Laufe des Tages also immer wieder entspannen. Idealerweise erreichst du ein ausgewogenes Verhältnis zwischen Nah- und Fernsicht. Zumindest solltest du mehrfach am Tag deinen Blick bewusst in die Ferne schweifen lassen. Kombiniere das am besten mit täglichen Routinen, wie beispielsweise vor oder nach Telefonaten, Meetings oder Verabredungen.
- **Der zirkadiane Rhythmus ist dein natürlicher 24-Stunden-Körperzyklus.** Er beeinflusst, wann du schläfst und aufwachst, wirkt aber auch auf deine Körpertemperatur, die Hormonausschüttung und andere wichtige Funktionen ein, sogar auf deine Stimmung. Gelenkt wird er durch Licht und Dunkelheit sowie die täglichen Aktivitäten. Ist der zirkadiane Rhythmus gut eingestellt, fühlst du dich energiegeladen und ausgeruht. Eine gute Schlafgewohnheit, regelmäßige Mahlzeiten und Zeit im Freien können helfen, den zirkadianen Rhythmus in Balance zu halten. Auch hier spielen deine Augen eine wichtige Rolle. Sie sind wichtig für die Übermittlung von Informationen aus der Umwelt, um die zirkadiane Uhr des Körpers zu stellen. Dabei signalisieren die

retinalen Melanopsin-Ganglienzellen in der Netzhaut dem Gehirn die Tageszeit. Sie reagieren auf den Blau-Gelb-Kontrast des Sonnenlichts bei flachem Winkel. Sie werden also maximal aktiviert beim Sonnenlicht am frühen Morgen und am frühen Abend, wenn die Sonne niedrig am Horizont steht. Gerade zu diesen Zeiten solltest du dich daher idealerweise im Freien aufhalten. Bereits das Sonnenlicht am Morgen bereitet den Körper nämlich auf den Schlaf nach 12 bis 16 Stunden vor. Außerdem verbessert es den Schlaf-wach-Rhythmus nachhaltig.

Eine gute Schlafgewohnheit, regelmäßige Mahlzeiten und Zeit im Freien können helfen, den zirkadianen Rhythmus in Balance zu halten.

Bitte bedenke, dass sich nicht alle Augenprobleme durch Verhaltensänderung und Training beheben lassen. Kurzsichtigkeit, Weitsichtigkeit oder altersbedingte Fehlsichtigkeit können durch Sehtraining bis zu einem gewissen Grad positiv beeinflusst und verzögert werden, erfordern aber dennoch oftmals eine Korrektur durch eine Brille oder Kontaktlinsen. Dennoch ist gerade in diesen Fällen ein Sehtraining sinnvoll, um den aktuellen Status aufrechtzuerhalten oder zu verbessern. Grundsätzlich sollte immer fachärztlicher Rat eingeholt werden, um die beste Option für die individuelle Situation zu ermitteln.

Der Einfluss auf Körperhaltung und Bewegung

Das visuelle System, also die Augen, der Sehnerv und das Gehirn, gehört zu den bewegungssteuernden Systemen, also den Augen, dem Gleichgewichtssystem und dem propriozeptiven System. Propriozeption oder auch Tiefensensibilität ist die Wahrnehmung des eigenen Körpers und dessen Lage im Raum. Diese drei Systeme arbeiten eng zusammen, um Bewegung und Körperhaltung zu steuern. Die über die drei Systeme aufgenommenen Informationen werden an das Gehirn gesendet. Dieses berechnet daraus die Bewegung und Körperhaltung. Dabei liefern die Augen die meisten Informationen, wie zu Gegenständen, Entfernungen, Geschwindigkeiten, Abständen oder Positionen im Raum. Durch sie orientierst du dich in der Umgebung. Insbesondere spielen hier unterschiedliche Reflexe, die die Bewegung und Körperhaltung automatisch anpassen, eine große Rolle.

Du musst nicht bewusst darüber nachdenken oder entscheiden, wie du deine Muskeln, Sehnen, Bänder und Gelenke bewegst. Diese Reflexe kannst du im Sehtraining nutzen, um auch positive Effekte auf Körperhaltung und Bewegung zu generieren. Die unterschiedlichen Augenmuskeln arbeiten zusammen, um die Augen auf ein Ziel auszurichten und sie in dieser Position zu halten. Wenn die Augen auf ein Ziel fokussiert sind, wird die Körperhaltung automatisch angepasst, um das Gleichgewicht und die Blickrichtung stabil zu halten.

Die visuelle Wahrnehmung beeinflusst also die Motorik, das Gleichgewicht und die Raumorientierung. Wenn es Störungen in einem oder mehreren Systemen gibt, kann es folglich zu Problemen bei diesen Dingen kommen. Durch gezieltes Training und Therapie können Defizite in den Systemen jedoch verbessert und die Gesamtfunktion des Körpers optimiert werden.

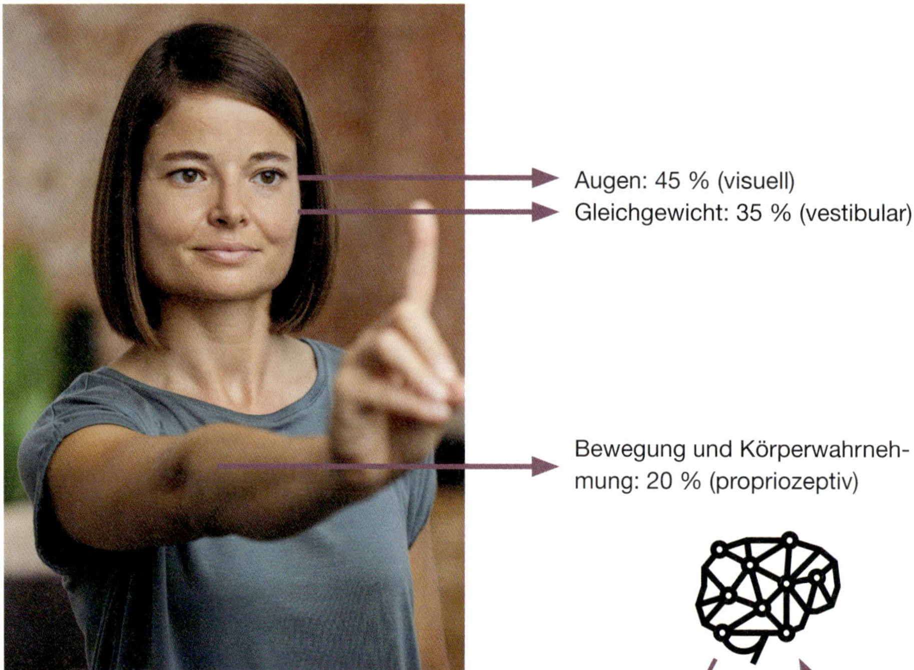

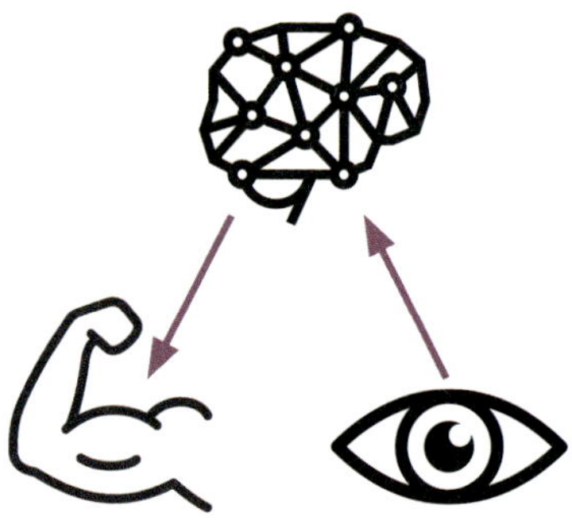

Das visuelle, vestibuläre und propriozeptive System arbeiten zusammen, um Bewegungen und Körperhaltung dynamisch anzupassen.

So nutzt du deine Motivation für das Training

Du hast nun also den Entschluss gefasst, dein Sehvermögen zu verbessern oder aufrechtzuerhalten. Jetzt ist es wichtig, dass du deine Motivation nutzt, um das Training optimal für dich zu gestalten. Denn Motivation spielt beim Erlernen neuer Fähigkeiten und Verhaltensweisen eine entscheidende Rolle, also auch beim Aufbau deiner neuen Sehtrainingsroutine. Wie sie funktioniert und wie du sie gezielt für ein effektives und effizientes Training einsetzen kannst, erfährst du jetzt. Vielleicht hast du schon einmal von der Verhaltensschlaufe gehört.

Die Verhaltensschlaufe als Grundlage für das Training

Es ist ein wissenschaftliches Konzept, das beschreibt, wie Gewohnheiten entstehen und aufrechterhalten werden. Sie besteht aus drei Elementen: dem Auslöser, der Routine und der Belohnung. Wenn du diesen Kreislauf verstehst, kannst du ihn aktiv nutzen, um dein Sehtraining zu etablieren. Das funktioniert bei allen Verhaltensänderungen, die du in deinem Alltag vornehmen möchtest. Deshalb möchte ich dir das Konzept etwas genauer erklären.

Deine Auslöser

Finde heraus, was dich zum Training motiviert. Ist es der Wunsch, ohne Brille besser lesen zu können? Die Freude über klare Sicht ohne verschwommene Bilder? Oder das Ziel, deine Augen zu entspannen und die Augenmüdigkeit zu reduzieren? Ruf dir deine Auslöser ins Gedächtnis, wenn du mit dem Training beginnst.

Deine Routine

Entwickle eine Trainingsroutine. Lege Trainingszeiten fest und baue das Sehtraining in deinen Tagesablauf ein. Es ist wichtig, kontinuierlich zu trainieren und nicht nachzulassen, auch wenn du am Anfang vielleicht keine großen Fortschritte bemerkst. Bleib dran und sei konsequent in deinem Training! Am besten verbindest du das Training mit alltäglichen Routinen, wie beispielsweise dem Zähneputzen.

Deine Belohnung

Belohne dich nach dem Training. Das kann eine kleine Belohnung wie ein gesunder Snack, eine Tasse Tee oder ein Spaziergang an der frischen Luft sein. Wenn du dich nach dem Training belohnst, aktivierst du das Belohnungssystem in deinem Gehirn und stärkst deine Motivation, das Training dauerhaft fortzusetzen. Idealerweise wechselst du die Belohnungen ab und auch deren Zeitpunkt, sodass die Motivation aufrechterhalten wird, das Training immer wieder auszuführen.

Was sind deine Auslöser?

____

____

Wie sieht deine Routine aus?

____

____

Was ist deine Belohnung?

____

____

Setze dir realistische Ziele für deine Routine und wähle deine Belohnung. Dabei kann es hilfreich sein, deine Fortschritte zu verfolgen, am besten in einem Tagebuch. So erkennst du deine Verbesserungen im Laufe der Zeit und bleibst motiviert. Ich nutze dafür oft einen Kalender, in dem ich abhake, an welchen Tagen ich das Training durchgeführt habe. Das hilft mir dabei, mich auch an unmotivierteren Tagen zum Training aufzuraffen. Mit etwas Geduld wird das Sehtraining allmählich zu einer täglichen Routine, die sich nicht mehr wie ein Training anfühlt, sondern so selbstverständlich abläuft wie das morgendliche und abendliche Zähneputzen.

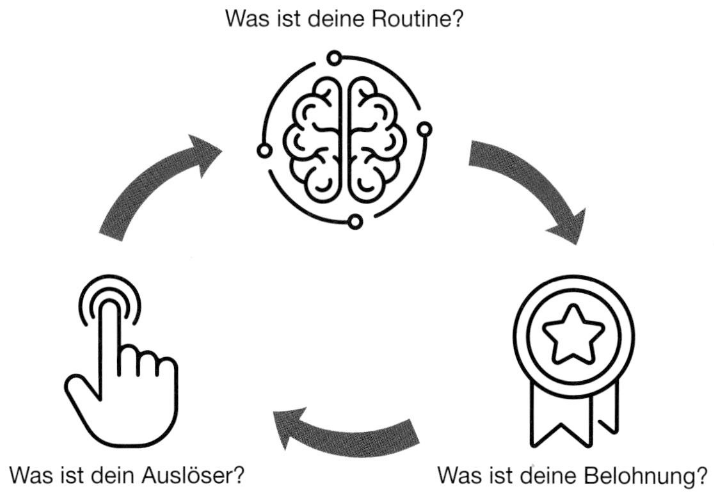

Verhaltensänderung beginnt mit einem Auslöser, führt zu einer Routine und wird dann belohnt – so entsteht nachhaltige Transformation.

Wie lange dauert es, bis du Erfolge spürst?

Die Zeitspanne bis zum ersten Erfolg ist bei jedem Menschen individuell und hängt von verschiedenen Faktoren ab, zum Beispiel von der Ausgangssituation, der Trainingsintensität und auch von der individuellen Motivation. Generell ist es ein langfristiger Prozess, der regelmäßiges Training erfordert, um einen nachhaltigen Effekt zu erzielen. Das ist wie beim Krafttraining. Nur weil du drei Wochen ins Fitnessstudio gehst, hast du nicht für den Rest deines Lebens einen trainierten Körper. Aber du kannst in drei Wochen die Basis legen, um ein Leben lang zu trainieren und mehr Bewegung in deinen Alltag einzubauen. Das Gleiche gilt für das Sehtraining. Einige Studien zeigen, dass bereits nach wenigen Wochen Sehtraining eine Verbesserung der Sehfähigkeit festgestellt werden konnte.[31, 32, 33, 34]

Es ist besonders wichtig zu unterscheiden, wann eine physiologische Anpassung im Vergleich zu einer verhaltenspsychologischen Anpassung stattfindet. Physiologische und verhaltenspsychologische Adaptation können Hand in Hand gehen und sind nicht immer klar voneinander zu trennen. Eine physiologische Anpassung bedeutet eine Veränderung der körperlichen Strukturen, während eine verhaltenspsychologische Anpassung eine Veränderung des Verhaltens oder der Wahrnehmung einer Person bedeutet. Beim Sehtraining können sowohl physiologische als auch verhaltenspsychologische Anpassungen stattfinden. Beispielsweise kann das Training der Augenmuskulatur zu einer Veränderung der physiologischen Eigenschaften der Augenmuskulatur und damit zu einer Verbesserung der Sehleistung führen. Auf der anderen Seite kann Sehtraining auch verhaltenspsychologische Anpassungen bewirken, indem es hilft, effektivere Sehgewohnheiten zu entwickeln, wie zum Beispiel das Einlegen geplanter Pausen bei der Bildschirmarbeit und der Wechsel zwischen Nah- und Fernsicht. Es ist schwierig, einen bestimmten Zeitraum oder ein bestimmtes Stadium zu definieren, in dem eine physiologische oder psychologische Anpassung eintritt, da dies von verschiedenen Faktoren wie dem individuellen Trainingsprogramm und der Reaktionsfähigkeit der Person auf das Training abhängt.

» Es ist besonders wichtig zu unterscheiden, wann eine physiologische Anpassung im Vergleich zu einer verhaltenspsychologischen Anpassung stattfindet.

Warum solltest du ausgerechnet 21 Tage trainieren?

Die Vorstellung, man könne sein Verhalten in 21 Tagen ändern, ist weitverbreitet. Dabei ist sie nicht wissenschaftlich fundiert. Sie geht auf eine Aussage des plastischen Chirurgen Dr. Maxwell Maltz aus den 1950er-Jahren zurück. Er beobachtete, dass seine Patienten etwa 21 Tage brauchten, um sich an ihr neues Aussehen nach einer Operation zu gewöhnen. Diese Beobachtung fand später weite Verbreitung und wurde mit der Vorstellung verknüpft, dass es 21 Tage dauern würde, um Verhaltensweisen zu ändern. Neuere wissenschaftliche Erkenntnisse haben jedoch gezeigt, dass es keine feste Regel für die Dauer von Verhaltensänderungen gibt. Sie ist vielmehr sehr individuell und kann von Person zu Person stark variieren. Forschungsergebnisse deuten darauf hin, dass es zwischen 18 und 254 Tage dauert, im Durchschnitt 66 Tage, um neue Gewohnheiten zu entwickeln oder Verhalten zu ändern. Dies hängt von der Komplexität des Verhaltens, der Motivation der Person, der Umgebung und anderen individuellen Faktoren ab. Ich greife bewusst die Idee der 21 Tage als Richtlinie für den Beginn einer Änderung des Sehverhaltens auf, denn es gibt mehrere positive Argumente für ein 21-Tage-Programm:

- Die 21 Tage bieten einen **klar definierten Zeitrahmen**, der dir helfen kann, dich auf das Training zu konzentrieren. Zudem wird das Ziel in überschaubare Schritte unterteilt. Dadurch fühlst du dich weniger überfordert und bleibst motiviert, das Training kontinuierlich durchzuführen.
- Tägliches und regelmäßiges Training über einen Zeitraum von 21 Tagen kann dazu beitragen, **Gewohnheiten zu entwickeln** und so **eine positive Routine zu etablieren** und das gewünschte Verhalten in dein Leben zu integrieren.
- 21 Tage kontinuierlich an deiner Sehfähigkeit zu arbeiten, erfordert **Konzentration und Disziplin**. Das kann dir helfen, dich auf das Training zu konzentrieren, deine Zeit effektiv zu nutzen und deine Selbstdisziplin zu stärken. Oft überträgt sich das auf andere Lebensbereiche und führt zu einer verbesserten Selbstkontrolle und Willenskraft.
- Wenn du **Fortschritte** siehst und **Erfolgserlebnisse** hast, kann das deine Motivation weiter steigern. Auch das absehbare Ende des Programms nach 21 Tagen kann ein Ansporn sein, durchzuhalten und das Training danach erfolgreich in den Alltag zu integrieren.
- Die 21 Tage können als strukturierter Ausgangspunkt dienen, um das Sehtraining auszuprobieren, und als Sprungbrett für weitere Trainingsfortschritte. Es ist **flexibel** und lässt sich an individuelle Bedürfnisse und Zeitpläne anpassen.

Was hat Verhaltensänderung mit Sehtraining zu tun?

Letztendlich ist alles, was du mit dem Training erreichen willst, eine Verhaltensänderung. Bisher hast du deine Augen nicht trainiert, also musst du dein tägliches Verhalten ändern, um dieses Training in deinen Alltag zu integrieren. Eine Verhaltensänderung ist immer langfristig notwendig, damit du deine Ziele dauerhaft erreichst. Aus diesem Grund kann das Verhaltensmodell von J. B. Fogg, Verhaltenswissenschaftler und Professor an der Stanford University, ein nützliches Werkzeug für das Sehtraining sein. Es hilft, das gewünschte Verhalten zu erreichen und beizubehalten. Gemäß dem Modell sind drei Faktoren notwendig, um eine Verhaltensänderung zu erreichen: deine Motivation, deine Fähigkeiten und dein(e) Auslöser.

- **Motivation** bezieht sich auf den Wunsch oder den Antrieb, das gewünschte Verhalten zu zeigen. Im Falle des Sehtrainings könnte die Motivation darin bestehen, eine bessere Sehleistung zu erreichen, um zum Beispiel im Beruf oder im Alltag besser sehen zu können oder keine Brille mehr zu benötigen.
- Die **Fähigkeit** bezieht sich darauf, das gewünschte Verhalten umzusetzen. Beim Sehtraining könnte dies bedeuten, dass du über das Wissen und die Fähigkeiten verfügst, wirksame Übungen durchzuführen oder deine Sehgewohnheiten zu ändern.
- Dein **Auslöser** bezieht sich auf die Faktoren, die das gewünschte Verhalten auslösen. Auslöser für das Sehtraining können zum Beispiel die Erinnerung an das Training sein. Auch ein wechselnder visueller Hinweis, der dazu auffordert, die Übungen durchzuführen oder Sehgewohnheiten zu verändern, ist denkbar. Für mich ist ein idealer Auslöser eine gute Tasse Kaffee. Während ich darauf warte, dass der Kaffee fertig ist, mache ich ein paar Wiederholungen einer Übung und kann mich dann direkt mit einem Schluck Kaffee belohnen.

Wenn du das Fogg-Verhaltensmodell anwendest, sprichst du die wichtigen Punkte für deine Verhaltensänderung direkt an. Deine Motivation ist dabei essenziell. Wenn du deine Auslöser also etablierst, wird es dir leichter fallen, das Training Tag für Tag in deinen Alltag einzubauen.

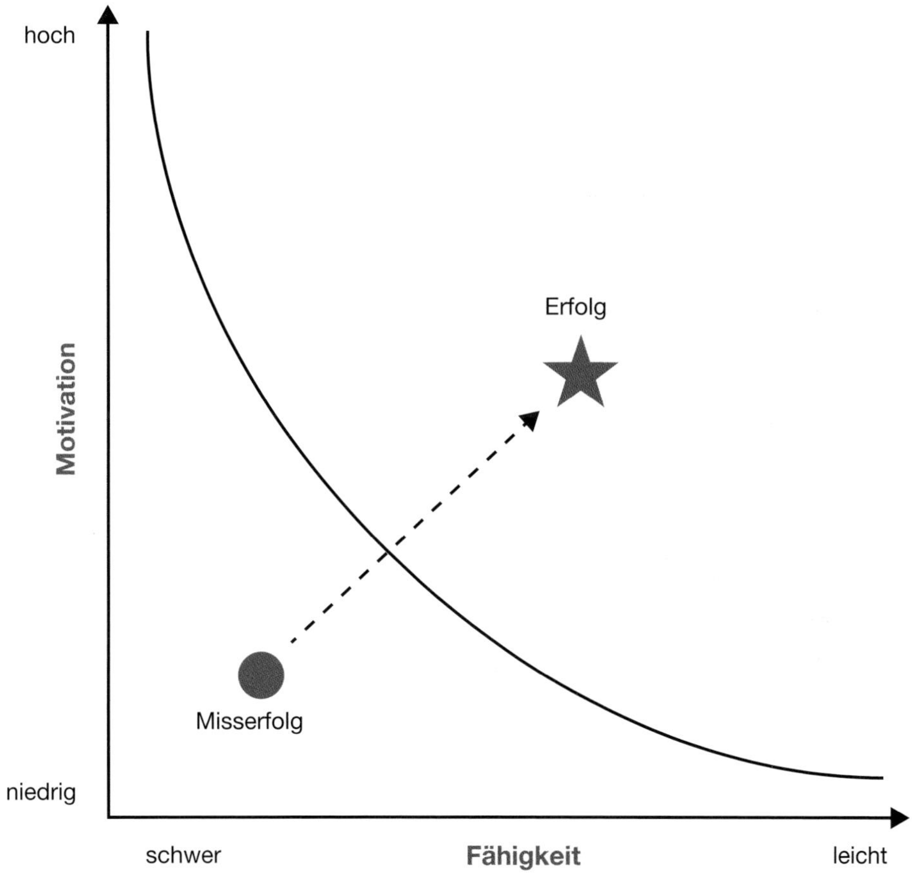

Das Fogg-Verhaltensmodell beschreibt die Motivation, die Fähigkeit und den Auslöser als Schlüsselfaktoren für menschliches Verhalten.

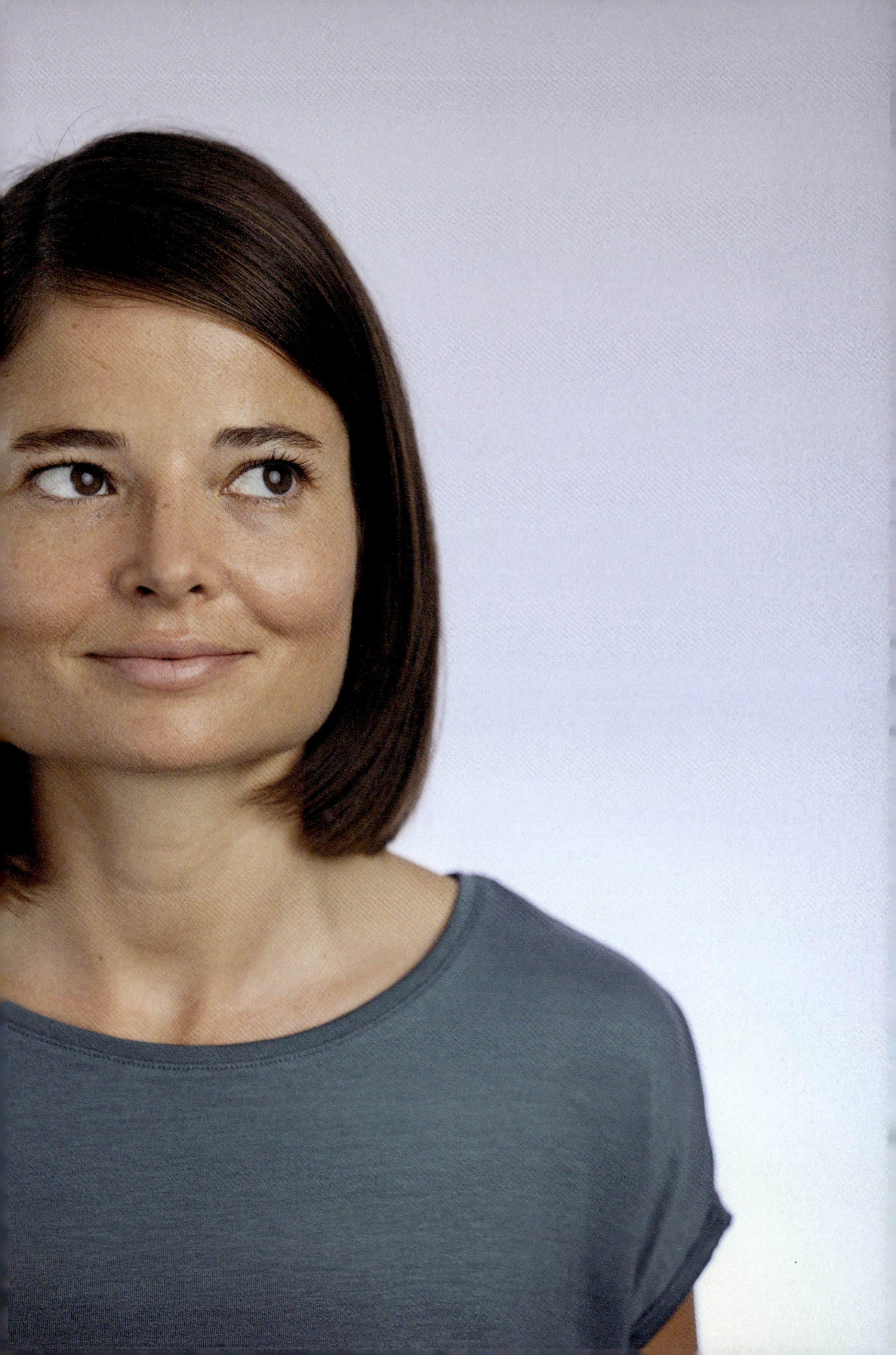

Kapitel 2

Was du über Sehtraining wissen solltest

Augentraining ist Gehirntraining

Es geht beim Sehtraining nicht nur um deine Augen, sondern vielmehr darum, das Gehirn zu trainieren, damit es die visuellen Informationen, die es von den Augen erhält, besser verarbeiten kann. Die Augen selbst sind nur das Tor, durch das die visuellen Informationen ins Gehirn gelangen. Zum Verständnis des Sehens und der Vorgänge beim Sehen ist es hilfreich, sich den Prozess der Informationsverarbeitung im Körper zu vergegenwärtigen. Er besteht aus drei Hauptschritten: Input, Integration und Output. Diese Schritte sind verantwortlich für die Verarbeitung von Informationen aus der Umwelt, von anderen Individuen oder aus dem eigenen Körper und die darauffolgende Reaktion des Körpers.

Input – Integration – Output

Das Sehtraining zielt darauf ab, diese drei Phasen zu verbessern, indem es das Gehirn trainiert, effektiver mit visuellen Informationen umzugehen. Betrachten wir die drei Phasen nun im Einzelnen:

Der **Input** bezieht sich auf die Aufnahme von Informationen aus der Umwelt, dem Körperinneren oder der Körperwahrnehmung im Raum.

- Wenn du eine Tasse Kaffee trinkst, sind deine Sinnesorgane wie Augen, Nase und Zunge aktiv. Deine Augen nehmen die Farbe und das Aussehen der Tasse und des Kaffees wahr, deine Nase nimmt den Geruch des Kaffees wahr und deine Zunge nimmt den Geschmack des Kaffees wahr. All diese Informationen werden als Input in den Körper aufgenommen.
- Wenn du mit deinem Auto in eine Parklücke einfährst, nimmst du mit deinen Augen die Größe und Lage der Parklücke wahr, während du das Lenkrad drehst und mit deinem Fuß das Gaspedal betätigst. Auch diese Informationen werden als Input von deinen Sinnesorganen aufgenommen.

Die **Integration** bezieht sich auf die Verarbeitung eingehender Informationen im Gehirn. Dabei werden die Informationen von verschiedenen Teilen des Gehirns analysiert, interpretiert und in einen sinnvollen Zusammenhang gebracht. Das Gehirn arbeitet daran, die Informationen zu verstehen und mit bereits vorhandenem Wissen oder Erfahrungen zu verknüpfen.

- Beim Kaffeetrinken integriert das Gehirn die visuellen Informationen der Augen mit den Geruchs- und Geschmacksinformationen von Nase und Zunge. Es erkennt, dass es sich um eine Tasse Kaffee handelt, und aktiviert möglicherweise Erinnerungen beispielsweise an Vorlieben in Bezug auf Kaffee.
- Beim Einparken integriert das Gehirn die visuellen Informationen der Augen mit den motorischen Informationen der Muskeln. Das Gehirn analysiert die Größe und Position der Parklücke, um zu entscheiden, wie das Lenkrad gedreht und das Gaspedal betätigt werden muss, um erfolgreich einzuparken.

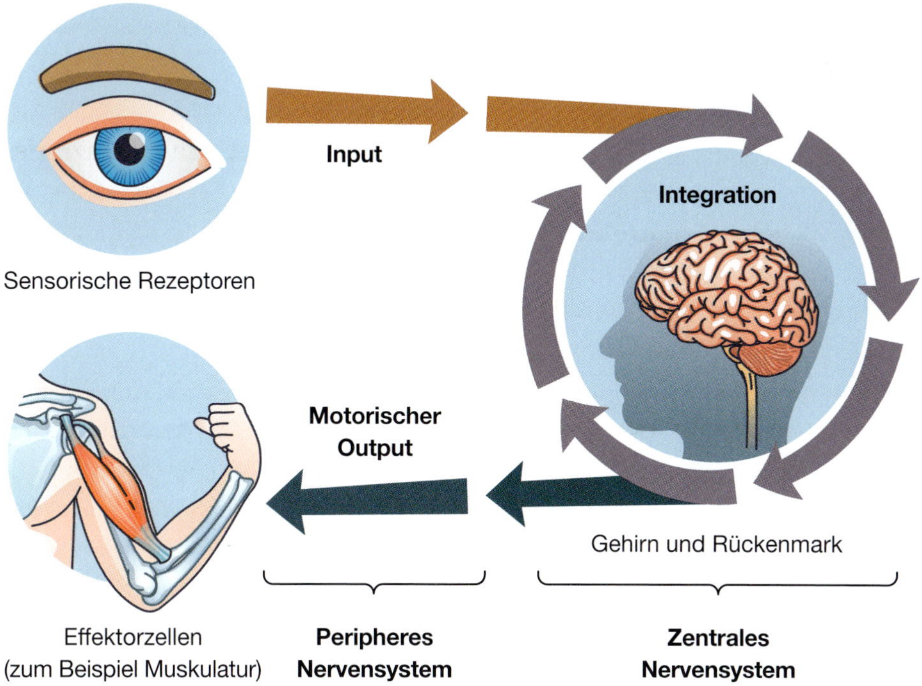

Das Nervensystem verarbeitet sensorische Reize und ermöglicht motorische Outputs wie Bewegung und klare Sicht.

Der **Output** ist die Reaktion des Körpers auf die verarbeiteten Informationen.

- Als Reaktion auf die verarbeiteten Informationen kannst du dich entscheiden, den Kaffee entweder weiterzutrinken oder ihn wegzustellen.
- Als Reaktion auf die verarbeiteten Informationen aus der Integration lenkst du das Auto entsprechend, indem du das Gaspedal betätigst, um das Einparkmanöver erfolgreich abzuschließen.

Die Anatomie des Auges

Das Auge ist ein komplexes Organ, das aus zwei Hauptteilen besteht: dem äußeren und dem inneren Teil. Der äußere Teil besteht aus der Hornhaut, der Lederhaut, der Iris, der Pupille und der Bindehaut. Der innere Teil besteht aus der Netzhaut, dem Glaskörper, dem Ziliarkörper, der Linse und dem Sehnerv. Das Auge ist zwiebelschalenartig aufgebaut und besteht aus drei Hauptschichten: der äußeren, der mittleren und der inneren Augenhaut.

Die **äußere Augenhaut** besteht aus der Lederhaut und der Hornhaut. Die Lederhaut schützt den gesamten Augapfel wie eine feste Hülle, während die Hornhaut im vorderen Bereich durchsichtig und gewölbt ist, um den größten Teil der Lichtbrechung im Auge zu übernehmen. Die Bindehaut bedeckt den vorderen Teil der sichtbaren Lederhaut bis über den Hornhautrand und schützt sie. Sie erstreckt sich auch über die Innenseite der Augenlider, ist mit ihnen verbunden und liegt locker auf dem Augapfel.

Die **mittlere Augenhaut** besteht aus der Aderhaut, dem Ziliarkörper und der Regenbogenhaut (Iris). Die pigmentierte Aderhaut versorgt die Netzhaut mit Blut und verhindert unerwünschte Lichtreflexe im Augapfel. Der Ziliarkörper im vorderen Teil des Auges enthält Fasern, an der die Linse aufgehängt ist, und einen Ringmuskel, der die Linse auf verschiedene Entfernungen scharf stellt.

Das im **Ziliarkörper** produzierte Kammerwasser füllt den Raum vor der Linse und unterstützt die Form und den Druck des Auges. Das Kammerwasser versorgt auch die Linse und die Hornhaut mit Nährstoffen. Die Iris, sichtbar als farbiger Teil des Auges, umschließt die Pupille, die sich je nach Lichtverhältnissen verändert. Der *Musculus sphincter pupillae* verengt die Pupille bei Helligkeit, der *Musculus dilatator pupillae* erweitert sie bei Dunkelheit.

Die **innere Augenhaut** besteht aus der Netzhaut (Retina) mit den lichtempfindlichen Sinneszellen (Zapfen und Stäbchen) und dem Pigmentepithel, das die Lichtstrahlen absorbiert und so Reflexionen im Auge verhindert. Die Netzhaut ist in zehn Schichten von Nervenzellen gegliedert, wobei die äußerste Schicht die lichtempfindlichen Sinneszellen enthält. Die Zapfen sind für das Farbensehen am Tag zuständig, die Stäbchen für das Sehen in der Dämmerung. Der gelbe Fleck in der Mitte der Netzhaut enthält die Stelle des schärfsten Sehens, die *Fovea centralis*. Die Nervenzellen der Netzhaut bilden den Sehnerv, der das Auge durch die Sehnervenpapille verlässt, die auch als blinder Fleck bezeichnet wird, da sie frei von lichtempfindlichen Zellen ist.

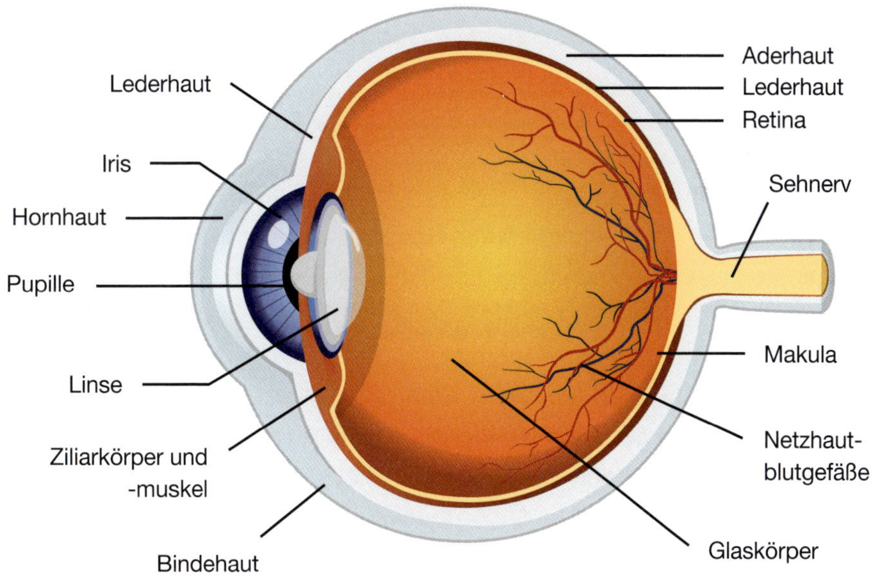

Unglaubliche zwei Millionen Teile, darunter Rezeptoren, Linse und Hornhaut, arbeiten synchron im menschlichen Auge, um visuelle Informationen zu verarbeiten.

Aufbau der Augenmuskeln

Die Augenmuskeln spielen eine entscheidende Rolle bei der Bewegung der Augen und der Fokussierung auf verschiedene Objekte in unterschiedlichen Entfernungen. Sie lassen sich in äußere und innere Augenmuskeln unterteilen und erfüllen dabei zwei wichtige Funktionen:

1. Stabilisierung des Blicks
2. gleichmäßige Verfolgung von Objekten

Bei der Blickstabilisierung bleibt der Blick ruhig auf einem Ziel fixiert, während bei der Verfolgung die Augen in verschiedene Richtungen bewegt werden, um ein Objekt zu verfolgen oder ein neues Ziel zu fokussieren. Eine schlechte Funktion der Augenmuskeln kann zu Problemen bei beiden Arten von Augenbewegungen führen.

Die Augenmuskulatur beeinflusst auch die Körperhaltung und die Bewegung. Durch bestimmte muskuläre Unterstützungs- und Hemmungsmuster können die Augen dabei helfen, die Streckung oder Beugung des Körpers zu erleichtern oder bei Drehungen und seitlichen Bewegungen zu unterstützen. Bei einer falschen Belastung der Augen kann es jedoch zu Problemen mit diesen Reflexen kommen. Es gibt vier grundlegende Reflexmuster:

1. Augen nach oben (Streckung)
2. Augen nach unten (Beugung)
3. Augen nach rechts (Rechtsdrehung, Rechtsstreckung, Linksbeugung)
4. Augen nach links (Linksdrehung, Linksstreckung, Rechtsbeugung)

Die **äußeren Augenmuskeln** steuern die Augenbewegung. Es gibt sechs davon und sie sind paarweise angeordnet, wobei jeder Muskel im linken und rechten Auge symmetrisch angeordnet ist. Vier gerade Augenmuskeln ziehen von oben, unten, innen und seitlich der Augenhöhle zum Hornhautrand. Sie sind circa einen Zentimeter breit. Die **schrägen Augenmuskeln** ziehen von der Gesichtsmitte in Richtung Außenseite. Jede Richtung, in die deine Augen bewegt werden, wird also von einem speziellen Muskel gesteuert, der die Pupille an der Vorderseite des Auges bewegt. Eine Übersicht über die Richtungszuweisung der Augenbewegungen findest du auf Seite 42 in den beiden Illustrationen.

Die äußere Augenmuskulatur ist für die Änderung der Blickrichtung verantwortlich und wird als Skelettmuskulatur bezeichnet, da sie der willkürlichen Steuerung unterliegt. Damit ist die bewusste und absichtliche Kontrolle von Bewegungen gemeint, beispielsweise wenn man bewusst den Arm ausstreckt oder die Augen nach oben bewegt. Mithilfe dieser Muskulatur können sich die Augen in verschiedene Richtungen bewegen, um Objekte zu fixieren oder die Blickrichtung zu ändern.

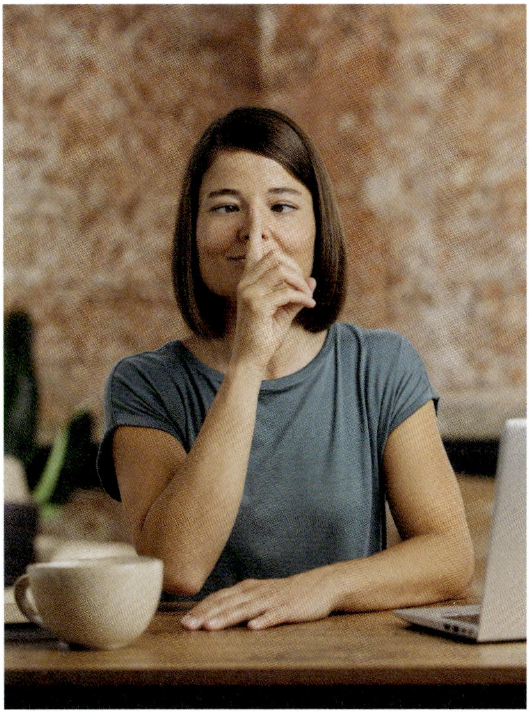

Mit dem Fixieren von Objekten – in diesem Fall dem Finger – trainierst du gezielt die äußeren Augenmuskeln, da diese der willkürlichen Steuerung unterliegen.

Die **inneren Augenmuskeln** haben zwei Hauptaufgaben: die Akkommodation, also die Fähigkeit des Auges, sich auf unterschiedliche Entfernungen einzustellen, und die Anpassung der Pupillenweite an die äußeren Lichtverhältnisse. Diese Muskulatur setzt sich aus drei Hauptmuskeln zusammen:

1. ***Musculus sphincter pupillae:*** Dieser Muskel ist für die Verengung der Pupille verantwortlich. Wenn er sich zusammenzieht, zieht er die Regenbogenhaut in der Mitte der Pupille zusammen und verkleinert so die Pupillenöffnung.
2. ***Musculus dilatator pupillae:*** Dieser Muskel ist für die Erweiterung der Pupille verantwortlich. Wenn er sich zusammenzieht, zieht er die Regenbogenhaut von der Pupillenöffnung weg und vergrößert so die Pupille.
3. ***Musculus ciliaris:*** Dieser Muskel ist für die Akkommodation, also die Anpassung des Auges verantwortlich. Er verändert die Form der Linse im Auge, um das Scharfstellen auf Gegenstände in verschiedenen Entfernungen zu ermöglichen.

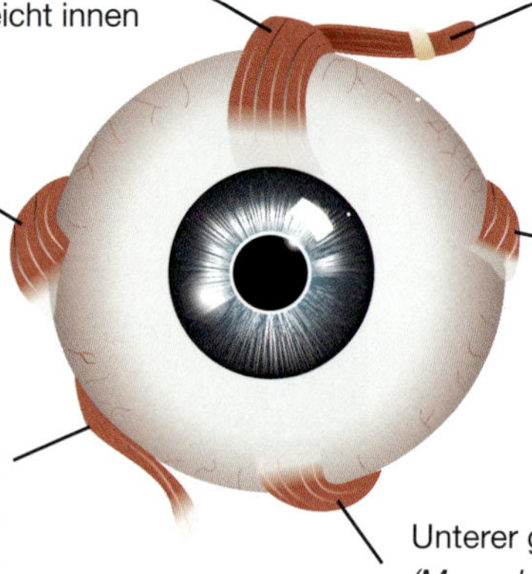

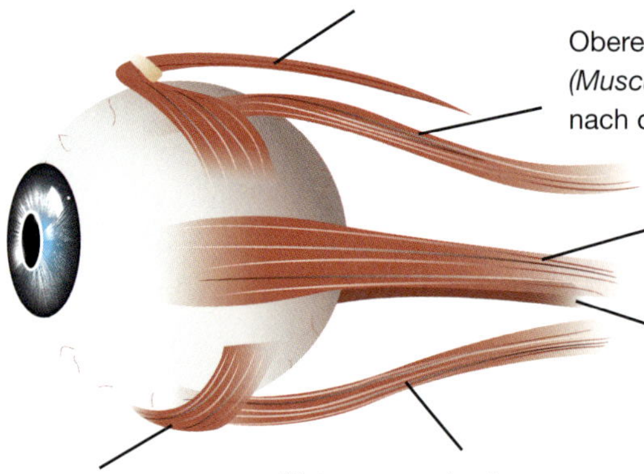

Die äußeren Augenmuskeln, verantwortlich für horizontale, vertikale und diagonale Bewegungen, erlauben dem Auge seine präzise Orientierung.

Durch die Interaktion dieser drei Muskeln wird die Anpassung der Pupillenweite und die Akkommodation des Auges ermöglicht. Unter Akkommodation versteht man die Fähigkeit des Auges, sich durch Änderung der Linsenkrümmung auf unterschiedliche Entfernungen einzustellen. Die Muskeln spielen eine wichtige Rolle bei der Regulierung des Lichteinfalls in das Auge und beim klaren Sehen in verschiedenen Entfernungen. Damit stellen sie sicher, dass beide Augen gut aufeinander abgestimmt sind.

Im Gegensatz zu den äußeren Augenmuskeln besteht die innere Augenmuskulatur aus glatter Muskulatur, die nicht der willkürlichen Kontrolle unterliegt. Diese Muskeln können sich rhythmisch und reflektorisch zusammenziehen und erfüllen ihre Funktion im Rahmen der Akkommodation und der Motorik der Pupille. Die inneren Augenmuskeln regulieren die Spannung der Linse, um ein klares Sehen in verschiedenen Entfernungen zu ermöglichen.

Die Pupillenmotorik reguliert die Größe der Pupille, um den Lichteinfall in das Auge zu steuern. Die inneren Augenmuskeln sind für das Zusammenziehen und Erweitern der Pupille verantwortlich, um die Menge des einfallenden Lichts zu regulieren und das Sehen an unterschiedliche Lichtverhältnisse anzupassen.

Die äußere Augenmuskulatur steuert also die Augenbewegung, die innere Augenmuskulatur ist für Akkommodation und die Pupillomotorik zuständig. Außerdem sind die Augenmuskeln eng mit dem Nervensystem und dem Gehirn verbunden, da sie von speziellen Hirnnerven gesteuert werden. Diese Nerven senden Signale vom Gehirn an die Augenmuskeln, um deren Bewegungen zu koordinieren und zu steuern.

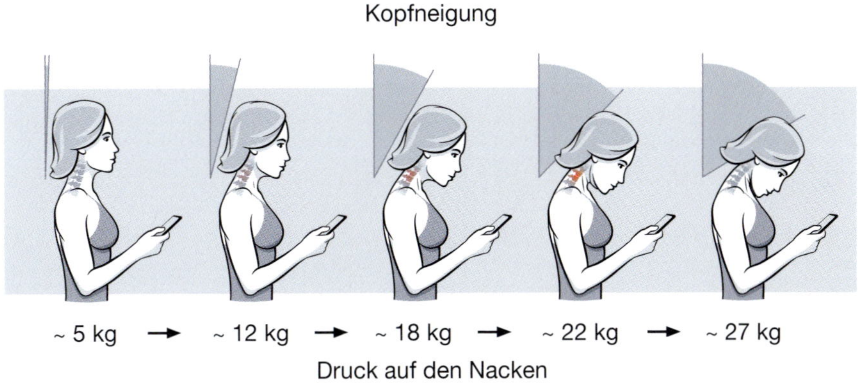

Kopfhaltung mit Telefon ist eine Herausforderung für die Nackenmuskulatur. Der Druck auf den Nacken variiert je nach Neigung des Kopfes nach vorn.

Der Einfluss der Kopfhaltung auf die Körperhaltung wird ebenfalls sehr deutlich, wenn man sich die Druckverteilung auf den Nacken bei der typischen Handyhaltung ansieht. Vielen ist gar nicht bewusst, wie viel Druck sie täglich unbewusst auf ihren Nacken aufbauen.

So funktioniert Sehen

Sehen ist ein komplexer Vorgang. Er wird durch eine Kombination physikalischer, chemischer und neurologischer Prozesse ermöglicht. Die Augen nehmen die Bilder von der Umwelt auf und leiten sie an das Gehirn weiter. Dabei fällt Licht in das Auge, passiert die Hornhaut und die Linse, wo das Licht gebündelt und auf die Netzhaut projiziert wird. Dadurch entsteht ein klares Bild. Diesen Punkt auf der Netzhaut nennt man Brennpunkt. Abhängig von der Form des Auges und der entsprechenden Brechung des Lichts kann eine Fehlsichtigkeit entstehen. Die Zonulafasern spielen eine entscheidende Rolle bei der Stabilisierung der Linse im Auge. Sie ermöglichen es dem Ziliarmuskel, die Linse zu verformen, was für den

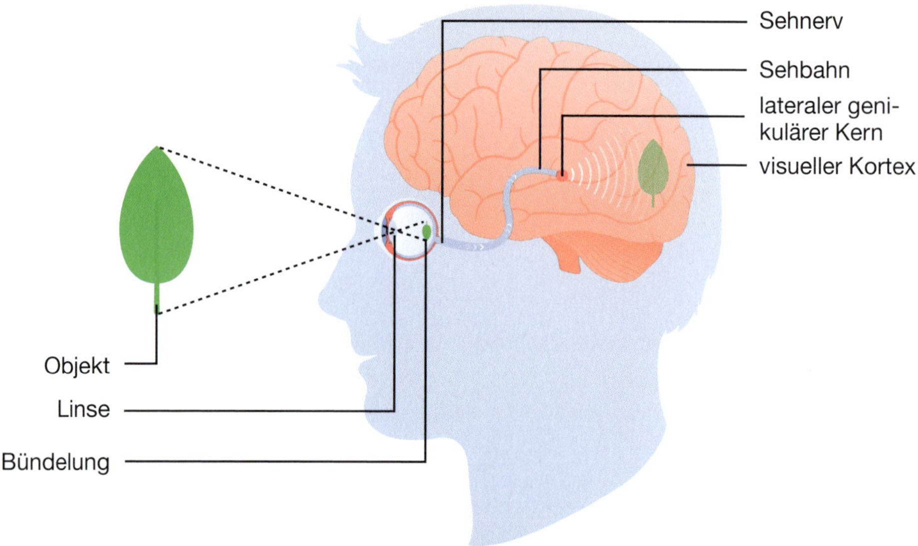

Das Sehen ist ein komplexer Prozess, bei dem Auge und Gehirn zusammenarbeiten, um visuelle Reize zu interpretieren und unser Umfeld zu verstehen.

Vorgang der Akkommodation des Auges an unterschiedliche Entfernungen notwendig ist. Bei Kurzsichtigkeit liegt der Brennpunkt vor der Netzhaut, bei Weitsichtigkeit liegt der Brennpunkt hinter der Netzhaut. Brillen oder auch Kontaktlinsen korrigieren die Lichtbrechung und den Brennpunkt und ermöglichen klares Sehen, indem sie den Brennpunkt des Lichts wieder auf die Netzhaut bringen.

Die Netzhaut besteht aus ungefähr 130 Millionen Fotorezeptoren. Das sind winzige Zellen, die Licht absorbieren und Informationen über die Umgebung an das Gehirn weiterleiten. Sie sind wichtig für die Wahrnehmung von Licht und Farben. Innerhalb dieser Fotorezeptoren befinden sich Proteinmoleküle, die als Opsine bezeichnet werden. Opsine spielen eine entscheidende Rolle bei der Umwandlung von Licht in neuronale Signale. Es gibt drei Haupttypen von Opsinen in der Netzhaut:

1. **Stäbchen:** Diese Opsine sind vor allem in der äußeren Peripherie der Netzhaut zu finden. Sie sind besonders empfindlich bei schwachem Licht und helfen uns, in dunkler Umgebung zu sehen. Stäbchen-Opsine sind auch entscheidend für die Wahrnehmung von Bewegungen.
2. **Zapfen:** Im Gegensatz zu den Stäbchen-Opsinen sind die Zapfen-Opsine hauptsächlich in der zentralen Region der Netzhaut, der sogenannten Fovea, zu finden. Diese Fotorezeptoren ermöglichen uns das Erkennen von Farben und die Wahrnehmung feiner Details. Es gibt drei verschiedene Arten von Zapfen, von denen jeder auf unterschiedliche Wellenlängen des Lichts reagiert: kurzwelliges Blau, mittellanges Grün und langwelliges Rot.
3. **Melanopsin** ist in der peripheren Region der Netzhaut vorhanden und spielt keine Rolle bei der Bildbildung. Stattdessen sind diese Fotorezeptoren in die Regulation unseres zirkadianen Rhythmus und die Steuerung endokriner (hormoneller) Reaktionen auf Licht und Dunkelheit involviert. Sie sind besonders empfindlich für blaues Licht und tragen zur Steuerung unserer biologischen Uhr bei.

Diese vielfältigen Opsine in der Netzhaut arbeiten zusammen, um unsere visuelle Wahrnehmung zu ermöglichen und gleichzeitig wichtige Funktionen wie das Sehen bei schwachem Licht, die Farberkennung und die Regulierung unseres Schlaf-wach-Rhythmus zu unterstützen. Diese Impulse werden vom Sehnerv über die Sehbahn zum Gehirn geleitet. Die Signalübertragung vom Auge zum Gehirn erfolgt also, wenn Licht auf die Netzhaut des Auges fällt und elektrische Signale erzeugt werden, die über den Sehnerv zum visuellen Kortex, wie die Sehrinde auch genannt wird, im hinteren Teil des Gehirns (im Okzipitallappen) weitergeleitet werden. Der visuelle Kortex ist ein Bereich des Gehirns, der für die Verarbeitung visueller Informationen zuständig ist. Er liegt im hinteren Teil des Gehirns, in der Großhirnrinde. Er empfängt Signale von beiden Augen und kombiniert sie, um eine räumliche Wahrnehmung der Umgebung zu erzeugen.

Die ersten Schritte der visuellen Verarbeitung finden im primären visuellen Kortex statt. Hier werden die grundlegenden Merkmale des visuellen Inputs verarbeitet, wie zum Beispiel die Orientierung der Linien, die Bewegungsrichtung oder die Farbe. Diese Merkmale werden separat verarbeitet und dann in höheren Hirnregionen integriert, um ein Gesamtbild zu erzeugen. Wichtig ist dabei eine Struktur im Thalamus namens lateraler genikulärer Kern, die wie eine Relaisstation arbeitet: Hier werden die visuellen Informationen verarbeitet und an verschiedene Regionen im Gehirn weitergeleitet. Das Gehirn kombiniert die Informationen von beiden Augen, um ein dreidimensionales Bild zu erzeugen, das es dir ermöglicht, Entfernungen und Tiefen wahrzunehmen. Dabei gelangen die Informationen vom rechten Auge zur linken Hirnhälfte und die Informationen vom linken Auge zur rechten Hirnhälfte.

Dies geschieht durch die sogenannte Kreuzung der Sehnervenfasern im Bereich der Sehnervenkreuzung im Gehirn. Dadurch erhält jede Hirnhälfte Informationen von beiden Augen und kann ein ganzheitliches Bild der visuellen Welt wahrnehmen. In höheren Hirnregionen werden visuelle Merkmale zu Objekten zusammengefügt, hier findet die Objekterkennung statt. Diese Hirnregionen sind spezialisiert auf die Verarbeitung spezifischer Objekte, zum Beispiel Gesichter, Körper oder Gegenstände. Sie reagieren auf spezifische Merkmale von Objekten und lösen eine Wahrnehmung aus. Die visuelle Verarbeitung ist auch eng mit der kognitiven Verarbeitung verbunden. Hier werden Informationen aus verschiedenen Sinnesreizen integriert, um eine Wahrnehmung zu erzeugen. Auch Erinnerungen, Erwartungen oder Aufmerksamkeit können die visuelle Wahrnehmung beeinflussen.

Das Gehirn kombiniert die Informationen von beiden Augen, um ein dreidimensionales Bild zu erzeugen, das es dir ermöglicht, Entfernungen und Tiefen wahrzunehmen.

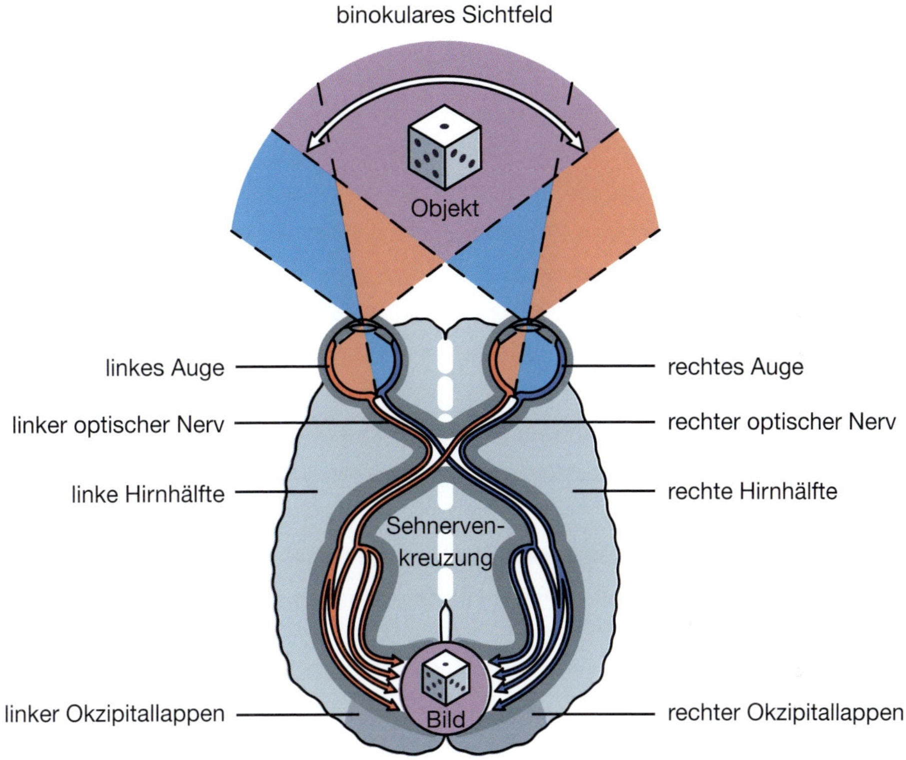

Binokulares Sehen bedeutet, dass beide Augen zusammenarbeiten, um einen räumlichen Eindruck der Umgebung zu ermöglichen.

Die beteiligten Hirnbereiche

Die folgenden Bereiche des Gehirns sind hauptsächlich am Sehen beteiligt. Diese Hirnareale arbeiten eng zusammen und interagieren in komplexen Netzwerken. Erst dadurch ermöglichen sie die Wahrnehmung und Verarbeitung visueller Informationen. Die genaue Funktionsweise des Sehens und die Rolle dieser Hirnareale sind jedoch nach wie vor Gegenstand intensiver Forschung. Es werden ständig neue Erkenntnisse gewonnen, um ein umfassenderes Verständnis der Anatomie und der Funktionen der am Sehen beteiligten Hirnareale zu erlangen. Hier eine vereinfachte Übersicht über die beteiligten Hirnareale:

- Der **Okzipitallappen** ist der hintere Anteil des Großhirns und befindet sich im hinteren Teil des Gehirns in der Nähe des Hinterhauptes. Er ist der Sitz des visuellen Kortex und der erste Ort, an dem visuelle Informationen verarbeitet werden, nachdem sie von den Augen über den Sehnerv weitergeleitet wurden. Der Okzipitallappen ist für die grundlegende Verarbeitung und Integration visueller Reize wie die Wahrnehmung von Formen, Kanten, Farben und Bewegungen zuständig. Hier werden einfache visuelle Merkmale zu einem räumlichen Bild der visuellen Umgebung kombiniert. Die verschiedenen Anteile werden daher auch als Sehrinde bezeichnet, die den primären und zum Teil auch sekundären visuellen Kortex umfassen.
- Der **Parietallappen** befindet sich im oberen und seitlichen Teil des Gehirns und ist für die räumliche Verarbeitung visueller Informationen zuständig. Er spielt eine wichtige Rolle bei der Wahrnehmung räumlicher Beziehungen zwischen Objekten, bei der Lokalisierung von Objekten im Raum und bei der Hand-Auge-Koordination. Der Parietallappen ermöglicht auch die Integration komplexer visueller Informationen mit anderen Sinnesinformationen, um ein umfassenderes Verständnis der Umwelt zu erlangen. Der hintere Teil des Parietallappens ist wichtig für die visuelle Fixation. Er enthält Nervenzellen, die aktiviert werden, wenn die Aufmerksamkeit auf ein Objekt gerichtet ist.

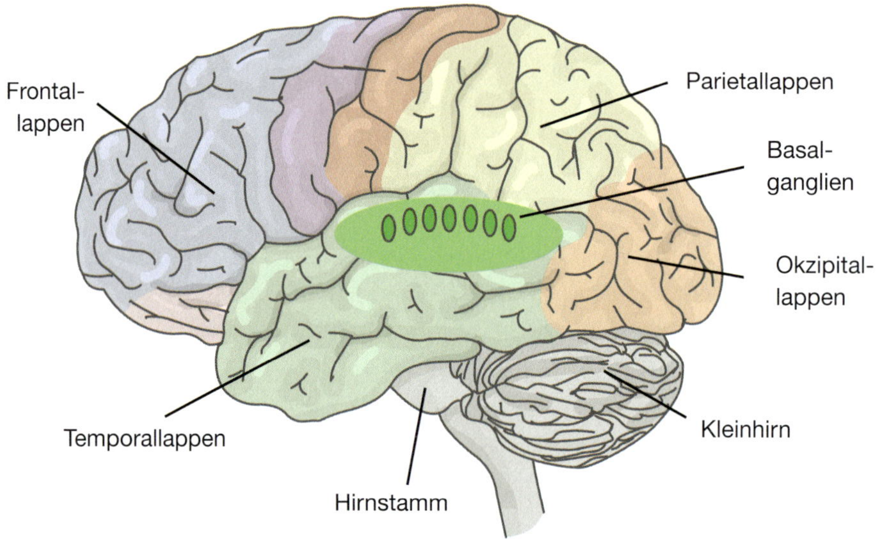

Sehen ist einer der komplexesten Prozesse und involviert zahlreiche Gehirnbereiche für die Verarbeitung visueller Informationen.

- Der **Temporallappen** befindet sich an den Seiten des Gehirns. Er verarbeitet komplexe visuelle Informationen wie Gesichter, Formen und Objekterkennung. Der Temporallappen spielt auch eine Rolle bei der Verarbeitung von Gedächtnisinhalten in Bezug auf visuelle Reize. Schäden in diesem Bereich können zu Gesichtsfeldausfällen oder Schwierigkeiten bei der Objekterkennung führen. Die mittleren und mittleren oberen Areale des Temporallappens sind an der Wahrnehmung von Bewegung und der Verfolgung von Augenbewegungen beteiligt.
- Der **Frontallappen** befindet sich an der Vorderseite des Gehirns und ist an der höheren kognitiven Verarbeitung visueller Aufgaben beteiligt. Er ist wichtig für Aufmerksamkeit, Entscheidungsfindung, Problemlösung und die Fähigkeit, komplexe visuelle Aufgaben zu planen und auszuführen. Der Frontallappen ermöglicht auch die Modulation visueller Reize durch kognitive Prozesse wie Aufmerksamkeitslenkung und kognitive Kontrolle. Das Areal im hinteren zentralen Teil des Frontallappen ist an der Planung visueller Augenbewegungen beteiligt. Das klassische Frontallappen-Augenbewegungs-Areal wird auch als frontales Augenfeld bezeichnet. Es ist für die willkürlichen Augenbewegungen, vorhersagbaren Augenbewegungen, beispielsweise wo der Ball auf dem Boden aufkommen wird, und die Unterdrückung reflexiver Augenbewegungen zuständig, wie beispielsweise die Aufhebung des vestibulookulären Reflexes.
- Die **Basalganglien** sind eine Gruppe von Kerngebieten im Gehirn, die eine wichtige Rolle bei der Steuerung von Bewegungen spielen. Der Bereich hat auch Auswirkungen auf Aspekte der kognitiven Verarbeitung, wie zum Beispiel Aufmerksamkeit, Lernen oder Entscheiden, sowie der Wahrnehmung. Ein spezieller Bereich der Basalganglien, die *Substantia nigra* und der *Nucleus caudatus*, ist an der Kontrolle von schnellen Augenbewegungen beteiligt. Er reguliert das Zusammenspiel von willkürlichen und reflexiven Augenbewegungen.
- Das **Kleinhirn** spielt eine zentrale Rolle bei der Verbesserung der Leistung von Augenbewegungen. Es optimiert die verschiedenen Arten von Augenbewegungen und sorgt dafür, dass sie gut miteinander und mit der Position des Kopfes und des Körpers abgestimmt sind. Das Kleinhirn ist sowohl in der sofortigen Anpassung von Blickverlagerungen und Blickstabilisierungen als auch in der langfristigen Anpassung dieser Fähigkeiten involviert. Diese Funktionen tragen dazu bei, dass jede einzelne Augenbewegung präzise und genau ist.

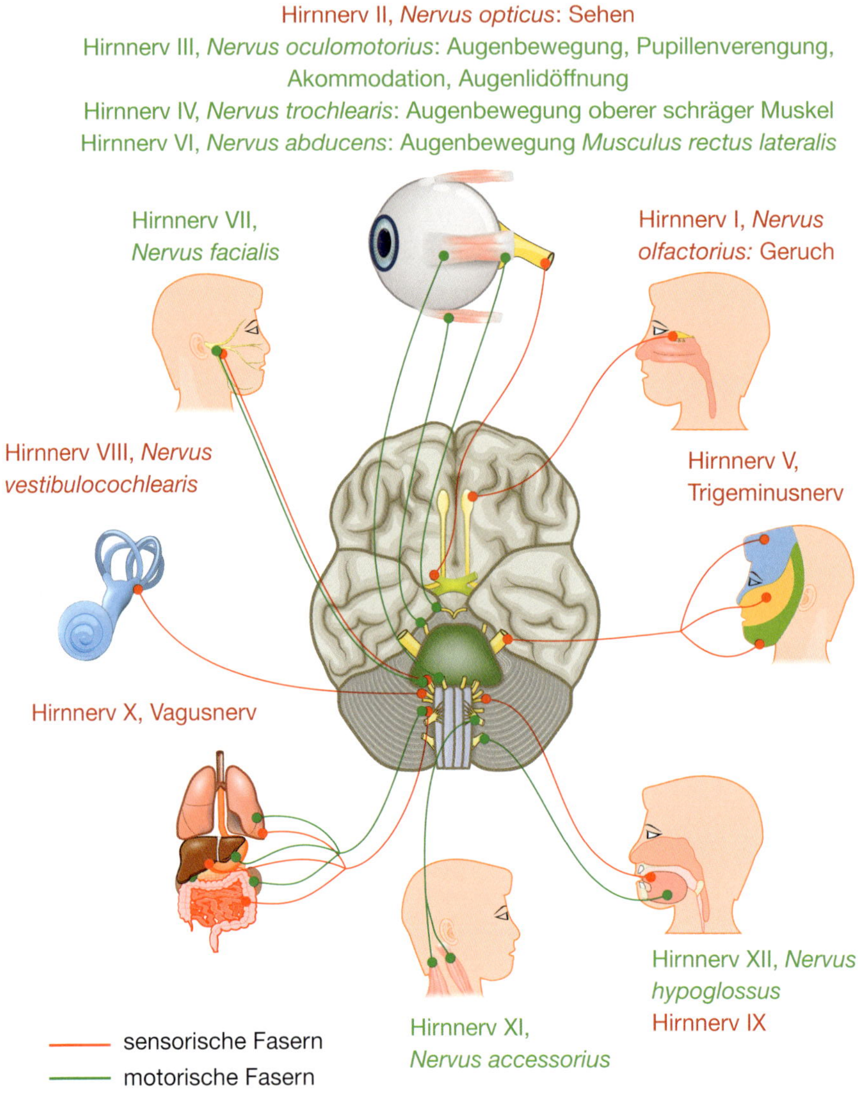

Zwölf Hirnnerven verknüpfen den Hirnstamm mit den Organen und Muskeln im Gesicht und Hals. Davon sind vier beim Sehen involviert. Sie vermitteln Signale zwischen Augen und Gehirn.

- Die **neuronalen Integratoren** sind Teil des **Hirnstamms** und helfen dabei, dass die Augen in einer bestimmten Position bleiben. Sie kontrollieren die motorischen Neuronen und ermöglichen es, dass der Befehl für eine Augenposition aufrechterhalten wird. Dabei gibt es einen neuronalen Integrator für horizontale Augenbewegungen, der sich in der Medulla befindet, und einen für vertikale Augenbewegungen, der im Mittelhirn zu finden ist.
- Die **Hirnnerven** (Abbildung Seite 50) spielen eine entscheidende Rolle im Sehprozess. Der Hirnnerv II (*Opticus*) nimmt dabei als Sehnerv eine Schlüsselrolle bei der Entstehung des Sehvermögens ein, da er die Verbindung zwischen dem Auge und dem Gehirn herstellt und die Grundlage für die visuelle Wahrnehmung bildet. Die Hirnnerven III (*Oculomotorius*), IV (*Trochlearis*) und VI (*Abducens*) sind für die Steuerung der äußeren Augenmuskeln verantwortlich, die die Bewegung der Augen in verschiedene Richtungen ermöglichen. Darüber hinaus ist der Hirnnerv VIII (*Vestibulocochlearis*) für die Übertragung von Signalen von den Vestibularorganen im Innenohr zuständig. Diese Signale tragen zur Wahrnehmung des Gleichgewichts und der räumlichen Orientierung bei, was wiederum das Seherlebnis beeinflussen kann.

Bei diesen Augenproblemen kann das Training helfen

Es gibt sehr viele verschiedene Augenprobleme, die auch unterschiedliche Ursachen haben können. Hier ein Überblick über die häufigsten Probleme, bei denen das Training bei meinen Kundinnen und Kunden bereits positive Effekte gezeigt hat:

- **Kurzsichtigkeit** wird auch Myopie genannt. Bei ihr liegt der Brennpunkt des Auges vor der Netzhaut. Das führt zu unklarem Sehen in der Ferne. Mit einer geeigneten Brille oder Kontaktlinsen mit korrigierender Sehstärke kann diese Fehlsichtigkeit behoben werden.
- **Weitsichtigkeit** wird auch als Hyperopie bezeichnet. Dabei liegt der Brennpunkt des Auges hinter der Netzhaut. Unklares Sehen in der Nähe ist die Folge. Auch hier helfen eine Brille oder Kontaktlinsen mit korrigierender Sehstärke.

- Bei einer **Hornhautverkrümmung**, auch Astigmatismus genannt, ist die Hornhaut des Auges unregelmäßig geformt. Sie äußert sich durch unklares Sehen in allen Entfernungen. Das Tragen einer Brille oder von Kontaktlinsen mit korrigierender Sehstärke kann auch hier Abhilfe schaffen.
- **Alterssichtigkeit** (Presbyopie) macht sich mit zunehmendem Alter bemerkbar, indem die Elastizität der Augenlinse nachlässt. Dadurch wird das Licht weniger gebündelt und nahe Objekte können weniger klar gesehen werden. Eine häufige Lösung ist eine Lesebrille, die das Sehen in der Nähe verbessern kann.
- **Trockene Augen** können durch eine verminderte Produktion oder Qualität der Tränenflüssigkeit verursacht werden. Künstliche Tränenflüssigkeit oder ein Training der Lidmuskeln helfen, eine bessere Verteilung der Tränenflüssigkeit und eine vermehrte Produktion zu erreichen.
- Eine **computerbedingte Augenbelastung** entsteht durch stundenlanges Arbeiten vor dem Computerbildschirm und kann zu müden oder trockenen Augen und Kopfschmerzen führen. Regelmäßige Pausen, eine geeignete Einstellung des Bildschirms und die Verwendung spezieller Computerbrillen oder -filter können solche Beschwerden verhindern.

Grundsätzlich sollte das Sehtraining ohne Sehhilfe durchgeführt werden. In Einzelfällen kann das aber zu anstrengend sein, dann bitte mit Sehhilfe starten und immer wieder ein paar Wiederholungen ohne Sehhilfe einbauen. So kannst du dich langsam an dein individuelles Level herantasten.

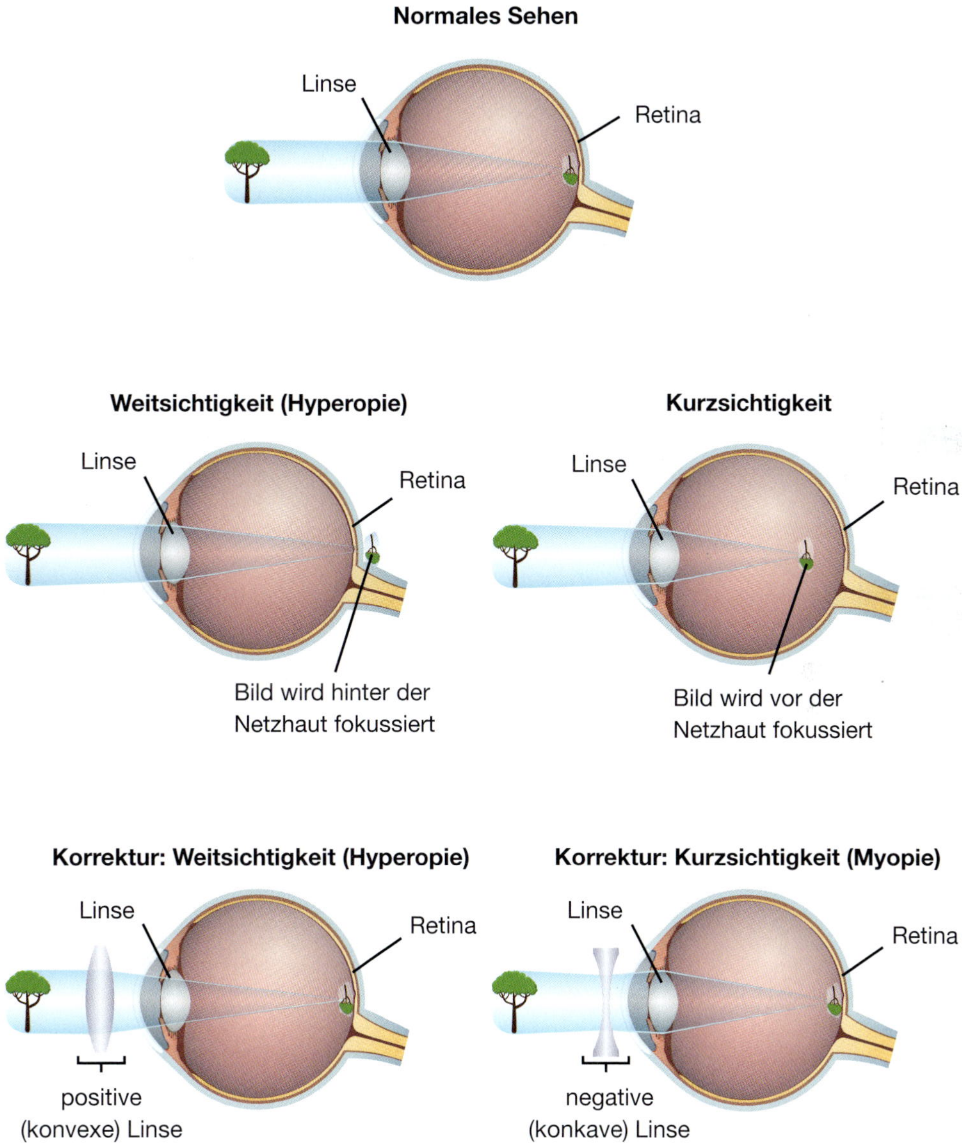

Die häufigsten Sehstörungen wie Kurzsichtigkeit und Weitsichtigkeit können oft erfolgreich durch Brillen oder Kontaktlinsen korrigiert werden.

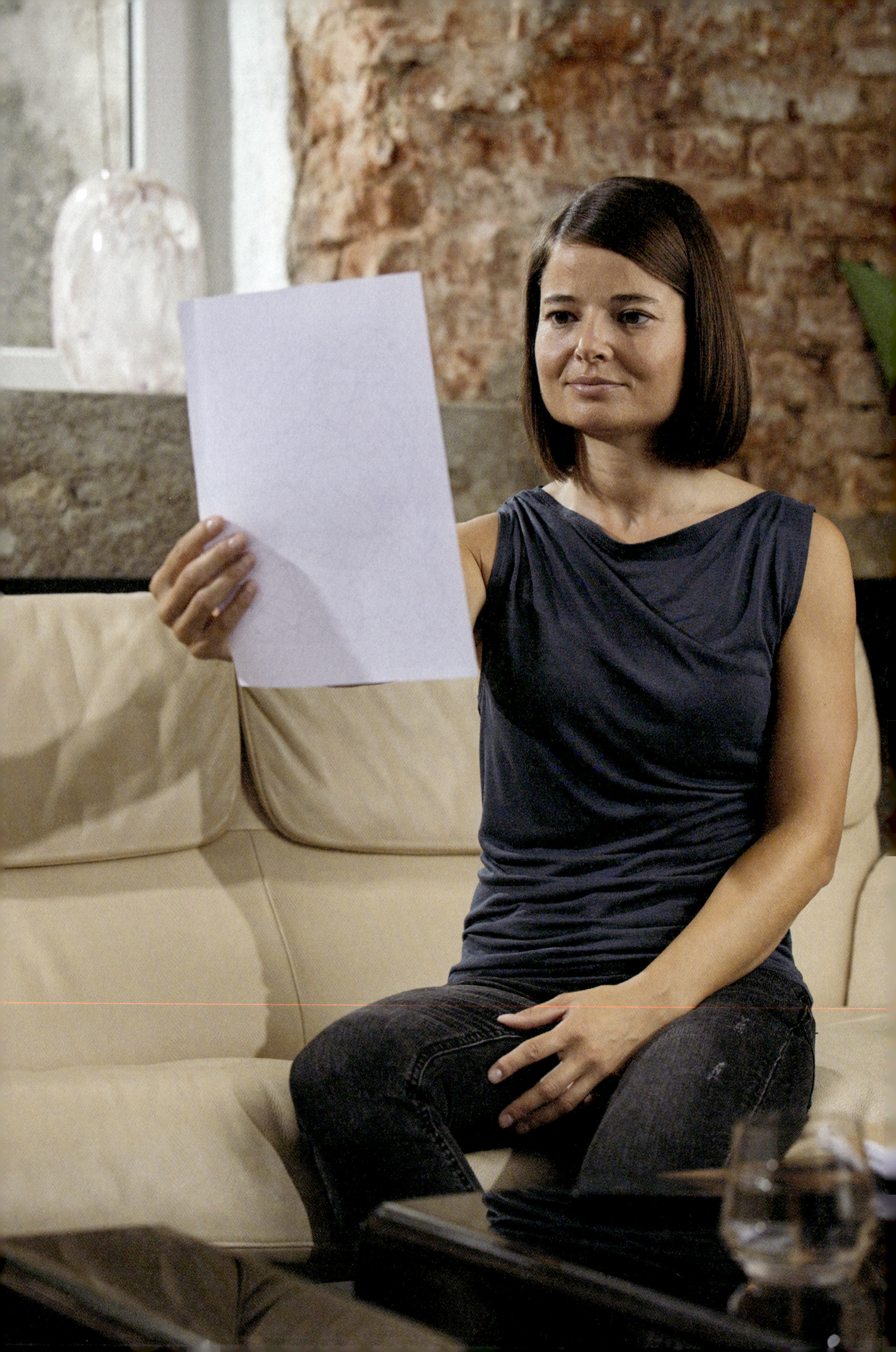

Kapitel 3

Wie du Sehtraining in die Praxis umsetzt

Möglichkeiten der Übungsausführung

In diesem Kapitel zeige ich dir, wie du das Sehtraining individuell auf dich abstimmen kannst, um optimale Ergebnisse zu erzielen. Dabei ist es wichtig, deine individuelle Ausgangssituation zu berücksichtigen und eine Regelmäßigkeit aufzubauen. Außerdem solltest du das Sehtraining idealerweise immer in einem ausgeruhten Zustand durchführen. Warum diese drei Punkte so wichtig sind, erkläre ich dir im Folgenden. Achte darauf, dass du bei keiner Übung in den Schmerz oder das Unwohlsein gehst.

Individuell anpassen

Die Augen und die tägliche Belastung der Augen sind sehr individuell. Deshalb musst du das Training für dich anpassen. Denn was für den einen hilfreich ist, muss es nicht unbedingt auch für dich sein. Achte daher immer auf deine Körperwahrnehmung. Wie fühlt sich das Training für dich an? Ist die Übung angenehm oder unangenehm? Wie du die Übungen ausführst, hängt immer von deinem individuellen Trainingsstand und deinen Zielen ab. Du kannst alle Übungen durch die folgenden drei Faktoren an dich und deine individuelle Situation anpassen:

1. Geschwindigkeit
2. Bewegungsumfang
3. Ausgangsposition

Die **Geschwindigkeit** spielt beim Sehtraining eine wichtige Rolle und kann je nach Übung variieren. Es ist wichtig, dass du die Übungen in einer Geschwindigkeit ausführst, die zu deinen Bedürfnissen und Fähigkeiten passt. Beginne mit einer Geschwindigkeit, die du als angenehm empfindest, und steigere sie allmählich, wenn du dich sicherer fühlst. Es ist auch wichtig, auf deinen Körper zu hören. Im Allgemeinen solltest du in der Lage sein, alle Übungen in allen Geschwindigkeiten auszuführen. Du wirst vielleicht überrascht sein, wie schwierig es sein kann, Übungen in Zeitlupe auszuführen. Langfristiges Ziel sollte es sein, die Bewegungen auf alltägliche Situationen zu übertragen, zum Beispiel

» Im Allgemeinen solltest du in der Lage sein, alle Übungen in allen Geschwindigkeiten auszuführen.

auf eine Sportart. Beim Badminton beispielsweise sind sehr schnelle Augenbewegungen erforderlich. Du kannst dich an der folgenden Liste orientieren:

- **Zeitlupe:** eine sehr langsame Bewegung, bei der alles in Zeitlupe erscheint, oft verwendet in Filmen oder Videos, um bestimmte Details zu betonen oder Effekte zu erzielen. Beim Sehtraining in Zeitlupe fixierst du einen Punkt und führst die Bewegung nur so schnell aus, dass du den Punkt noch klar erkennen kannst.
- **Langsam:** eine gemäßigte Geschwindigkeit, bei der Bewegungen bewusst verlangsamt werden, um eine genauere Kontrolle oder Konzentration zu ermöglichen.
- **Normal:** Dies ist die durchschnittliche oder übliche Geschwindigkeit von Bewegungen im Alltag oder bei normalen sportlichen Aktivitäten.
- **Schnell:** eine erhöhte Geschwindigkeit von Bewegungen, die über das normale Tempo hinausgehen und mehr Anstrengung erfordern.
- **Sehr schnell:** Hier werden Bewegungen mit einer höheren Geschwindigkeit als »schnell« und mit hoher Intensität durchgeführt. Das ist oft in speziellen Sportarten der Fall, die eine schnelle Reaktionsfähigkeit erfordern.
- **Sportartspezifisch:** eine Geschwindigkeit, die spezifisch für eine bestimmte Sportart oder Aktivität ist. Verschiedene Sportarten erfordern unterschiedliche Geschwindigkeiten von Bewegungen oder Aktivitäten, je nach den Anforderungen und Regeln der jeweiligen Sportart.

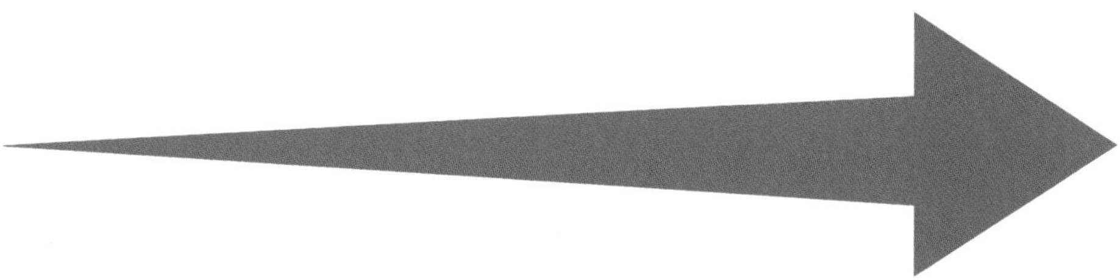

Zeitlupe → langsam → normal → schnell → sehr schnell → sportartspezifisch

Individuelle Anpassungen der Übungen durch die Variationen in der Geschwindigkeit ermöglichen eine effektive und personalisierte Trainingserfahrung.

Der **Bewegungsumfang** ist ein weiterer wichtiger Aspekt des Sehtrainings. Es geht dabei um den größtmöglichen Umfang oder auch Radius, den du mit Augenbewegungen durchführen kannst. Der Bewegungsumfang kann bei verschiedenen

Übungen variiert werden. Einige Übungen erfordern große seitliche Augenbewegungen, während bei anderen vertikale oder kreisförmige Bewegungen nötig sind. Es ist wichtig, den Bewegungsumfang in einem Bereich zu halten, der für dich angenehm ist und dir keine Schmerzen oder Anstrengung verursacht. Beginne mit kleinen Bewegungen und steigere sie allmählich, um die Flexibilität deiner Augen zu verbessern. Mit sehr kleinen Bewegungen zu beginnen, ist anfangs oft ungewohnt, gibt deinem Körper aber Zeit, sich an die neuen Bewegungsmuster zu gewöhnen. Langfristiges Ziel ist es, den maximalen Bewegungsspielraum der Augen auszunutzen. Vereinfacht ausgedrückt bedeutet dies, die Augen in und zwischen den folgenden Punkten maximal bewegen zu können und dabei klar zu sehen:

- oben
- unten
- rechts
- links
- oben rechts
- oben links
- unten rechts
- unten links

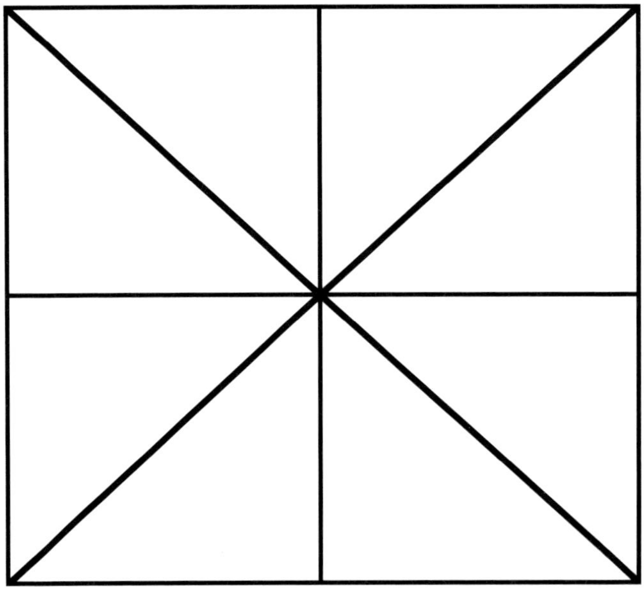

Die Sehtafel kann bei Übungen als Richtungshilfe genutzt werden, um entweder mit dem Kopf, den Augen oder einer Kombination aus Kopf- und Augenbewegungen den Linien zu folgen.

Auch die **Ausgangsposition**, in der du die Übungen ausführst, kann variieren. Du kannst, je nachdem, was für dich am bequemsten ist, mit einer einfachen Ausgangsposition anfangen und dich dann immer weiter steigern und spezifischer werden. Das bedeutet, du kannst die Übungen in folgenden Positionen durchführen:

- sitzend
- stehend
- liegend
- sportart- oder alltagsspezifisch

Ich empfehle dir, mit den Augenübungen immer im Sitzen zu beginnen. Das gibt dir zunächst mehr Stabilität und Sicherheit. Außerdem ist es für dich eine gewohnte Position, in der deine Augen an die Anstrengung gewöhnt sind. Wenn dir das immer noch zu schwer ist, leg dich hin und probiere aus, wie sich die Übungen im Liegen anfühlen. Mit der Zeit solltest du die Übungen auch im Stehen ausführen können. Es ist wichtig, für jede Übung die richtige Ausgangsposition zu wählen, um den größtmöglichen Effekt zu erzielen. Beginne immer mit einer einfachen und angenehmen Ausgangsposition und steigere dich langsam.

Du kannst die Übungen auch anpassen, indem du in der Ausgangsposition mit offenen oder geschlossenen Augen beginnst. Einige Übungen erfordern offene Augen, um die Umgebung bewusst wahrzunehmen, während andere Übungen besser mit geschlossenen Augen durchgeführt werden, um die Konzentration auf die Augenbewegungen zu verbessern. Grundsätzlich kannst du jede Übung mit offenen oder geschlossenen Augen durchführen. Wenn dir eine Übung schwerfällt, kann es hilfreich sein, währenddessen die Augen zu schließen. Du kannst deine Augen auch mit geschlossenen Augen bewegen, ohne dass das Gehirn die eingehenden visuellen Informationen verarbeiten muss. Das macht die Übungen mit geschlossenen Augen einfacher, auch wenn sie anfangs ungewohnt sind.

Regelmäßig wiederholen

Kontinuität ist der Schlüssel zum Erfolg beim Sehtraining. Wie bei jedem Training, sei es körperlich oder geistig, ist ein kontinuierliches Üben unerlässlich, um Fortschritte zu erzielen. Am besten ist es, feste Zeiten für das Sehtraining einzuplanen, die gut in den Tagesablauf passen. Es ist hilfreich, einen Trainingsplan zu erstellen und sich daran zu halten. Auf diese Weise planst du auch genügend Zeit für dein Sehtraining ein. Er wird dich durch die ersten 21 Tage begleiten, danach solltest du deine Routine fortsetzen. Überlege dir am besten, was für dich realistisch machbar ist. Fällt es dir leichter, die Übungen morgens oder abends in deinen Tagesablauf zu integrieren oder zwischendurch? Welche regelmäßigen Abläufe gibt es in deinem Alltag, mit denen du die Übungen verbinden kannst? Das einfachste Beispiel ist das Zähneputzen. Das läuft schon routiniert ab und ist der ideale Zeitpunkt am Morgen, um deine Augen zu trainieren.

Auf Erholung achten

Wichtig sind ausreichende Pausen während des Sehtrainings, damit sich die Augen erholen können. Eine Überanstrengung der Augen kann kontraproduktiv sein und zu Ermüdung, Verspannungen und anderen Problemen führen. Achte darauf, dass du während des Trainings regelmäßig Pausen einlegst und deine Augen entspannst. Ich bevorzuge beim Sehtraining Einheiten von drei bis fünf Minuten, und zwar drei- bis fünfmal am Tag, anstatt 20 Minuten am Stück zu trainieren.

Gönne deinen Augen während der Bildschirmarbeit immer wieder eine kurze Erholung. Die ständige Anspannung der Augenmuskeln durch das nahe Sehen kannst du gezielt unterbrechen. Oft wird die sogenannte 20-20-20-Regel empfohlen: Alle 20 Minuten die Bildschirmarbeit für 20 Sekunden unterbrechen und auf einen 20 Fuß entfernten Punkt schauen (das entspricht einer Entfernung von etwa sechs Metern). Für mich und meinen Alltag hat das nie funktioniert. Weder denke ich alle 20 Minuten daran, noch will ich künstlich alle 20 Minuten meine Arbeit unterbrechen, und ich habe keine gute Vorstellung, wie weit sechs Meter Entfernung sind. Daher passe ich das für mich und meine Kundschaft etwas flexibler an: Nach jedem erledigten Arbeitsabschnitt schaue ich drei tiefe Atemzüge lang (drei Sekunden einatmen, sechs Sekunden ausatmen) aus dem Fenster oder auf das Ende des Raums, wenn es kein Fenster geben sollte. Ein Arbeitsschritt kann das Abarbeiten der E-Mails, die Bearbeitung in einer speziellen Software, ein Telefonat, das Abschließen einer Akte, das Abkassieren von zehn Einkäufen, die Behandlung eines Patienten oder das Training mit einer Kundin sein. Völlig egal. Hauptsache, es passt zur eigenen Routine.

Das KISS-Prinzip

Du bist auf dem Weg zu besserem Sehen und einer verbesserten Augengesundheit. Damit du auch wirklich das Beste aus deinem Sehtraining herausholst, ist es wichtig, es einfach und leicht umzusetzen. Hier kommt das KISS-Prinzip ins Spiel: **K**eep **I**t **S**uper **S**imple! Das KISS-Prinzip ist eine bewährte Methode, um komplexe Aufgaben oder Ziele in einfachere und leicht umsetzbare Schritte zu unterteilen. Wenn es darum geht, dein Sehtraining in die Praxis umzusetzen, ist es wichtig, dich nicht von zu vielen Informationen oder Übungen überfordern zu lassen. Stattdessen kannst du das KISS-Prinzip auf deinen Trainingsplan anwenden. Dieses Prinzip habe ich bei der Erstellung des Programms berücksichtigt. Damit du darüber hinaus auch langfristig das Sehtraining in deinen Alltag integrierst, achte auf die folgenden Faktoren. Sie werden es dir erlauben, die Impulse aus diesem Buch in deinen Alltag einzubinden. Das KISS-Prinzip umfasst im Rahmen des Sehtrainings folgende Schritte:

- Definiere **klare und realistische Ziele** für dein Sehtraining, die spezifisch, messbar und erreichbar sind, damit du motiviert bleibst. Überlege, was du genau erreichen möchtest, sei es verbesserte Sehschärfe, gestärkte Augenmuskeln oder erhöhte visuelle Ausdauer. Ein klares Ziel kann sein, jeden Tag eine Übung für zwei Minuten morgens und abends zu machen.
- Starte mit **einfachen Übungen**, die du leicht durchführen kannst und die einfach in deinen Alltag integrierbar sind. Es gibt viele verschiedene Augenübungen, aber du musst nicht alle auf einmal machen. Wähle ein paar wenige aus, die für deine Ziele und Bedürfnisse relevant sind, und füge sie schrittweise in deinen Trainingsplan ein. Steigere die Schwierigkeit nach Bedarf. Im Laufe der kommenden 21 Tage entscheidest du dich dann für sieben Übungen, die dir am besten gefallen, und führst nach den 21 Tagen jeden Tag eine der Übungen durch.
- Halte dein Sehtraining einfach, aber bleib dabei konsequent. **Konsistenz** ist ein wichtiger Faktor, um am Ball zu bleiben. Plane feste Zeiten für dein Training ein und halte dich an deinen Trainingsplan. Es ist besser, täglich kurze Trainingseinheiten durchzuführen als sporadisch lange Einheiten. Am einfachsten ist es, diese jeden Morgen und Abend nach dem Zähneputzen zu machen.

- Sehtraining sollte nicht wie eine lästige Aufgabe erscheinen, sondern eher **wie ein wohltuendes Ritual**, das du gern in deinen Alltag integrierst. Gestalte dein Sehtraining angenehm und entspannend, indem du es in eine ruhige Umgebung integrierst, bei Bedarf dabei schöne Musik hörst oder dich mit einer kleinen Belohnung nach dem Training motivierst. Je angenehmer du dein Sehtraining gestaltest, desto wahrscheinlicher ist es, dass du es langfristig beibehältst.
- **Sei achtsam und bewusst** während deines Sehtrainings. Konzentriere dich vollkommen auf die Übungen, die du ausführst. Vermeide Ablenkungen und versuche, im Moment präsent zu sein. Dies hilft dir, deine Augenmuskeln gezielt zu aktivieren und die besten Ergebnisse zu erzielen.
- Vergiss nicht, deinen Augen ausreichend **Pausen und Erholung** zu gönnen. Überanstrengung der Augen kann kontraproduktiv sein und zu Verspannungen oder Ermüdung führen. Mache regelmäßig kurze Pausen während deines Trainings und auch während des Tages, besonders bei viel Bildschirmarbeit, um deine Augen zu entspannen und ihnen Zeit zur Erholung zu geben.
- Auch der **Schlaf** spielt eine wichtige Rolle, um optimale Ergebnisse beim Sehtraining zu erzielen. Denn eine ausreichende Erholung im Schlaf ist quasi die Grundlage für alle körperlichen Prozesse und deine Augen können sich vollständig erholen und regenerieren. Achte also darauf, dass du ausreichend und gut schläfst, um deine Augen zu unterstützen.
- Achte auf **Feedback** deiner Augen auf die Übungen und **passe dein Training bei Bedarf an**. Wenn dir das schwerfällt, suche dir Personen mit entsprechender Expertise, die dich dabei unterstützen.

Das 21-Tage-Programm in der Praxis

Frei nach dem KISS-Prinzip habe ich auch mein 21-Tage-Programm gestaltet. Du führst 21 Tage lang jeden Tag eine andere Übung aus. Jede Übung behandelt dabei ein typisches Problem aus dem Alltag. Sicherlich wirst du dich in dem ein oder anderen Problem wiederfinden. Zunächst kannst du jede Übung vorab mit einer der Sehtafeln auf Seite 64/65 testen. Dann machst du die Übung. Anschließend testest du wieder. Das Ziel ist, dass die Übung deine Sehfähigkeit verbessert und du mindestens ein Zeichen mehr erkennen kannst.

Falls du die Schrift schlechter lesen kannst, ist die Übung zu schwer oder du hast sie zu schnell durchgeführt. Führe die Übung langsamer mit nur drei Wiederholungen aus und teste wieder. Kannst du nun kleinere Zeichen lesen als zuvor, bleibe bei dieser Wiederholungszahl. Wird es wieder schlechter, lasse die Übung weg.

Wichtig! Konzentriere dich nur auf die Übungen, die dich besser machen. Damit schaffst du eine solide Basis. Nach drei bis vier Wochen mit diesen Übungen kannst du dann die anderen Übungen noch mal testen.

Du kannst die Schrift- oder Kreistafel auf Seite 64/65 nutzen und versuchen, mit beiden Augen die kleinstmögliche Zeile zu erkennen. Anschließend führst du die Übung für Tag X aus. Am Ende jeder Übung nimmst du wieder die Schrift- oder Kreistafel und überprüfst, wie sich die Übung auf deine Sicht ausgewirkt hat. Beurteile die Wirkung der Übung dann mit

☐ besser ☐ gleich ☐ schlechter

Die Übungen sind minimalistisch gehalten und ohne Hilfsmittel umsetzbar. Sie werden nur mit den Händen beziehungsweise dem Zeigefinger ausgeführt. Du kannst die Übungen auch anpassen und statt eines Zeigefingers zum Beispiel einen Stift oder die Schrift- oder Kreistafel auf Seite 64/65 verwenden. Achte bei der Bewertung auf deinen ersten Impuls. Du testest idealerweise immer mit der Schrift- oder Kreistafel aus diesem Buch. Damit kannst du gut erkennen, ob du die kleiner werdenden Zeilen besser, gleich oder schlechter erkennen kannst.

Übungstafeln für das Training

Nun gibt es noch einige anwendungsbezogene Tipps und Tricks, wie du die Übungen noch effektiver und individueller machen kannst. Um das Training einfach in deinen Alltag zu integrieren, kannst du die Übungstafeln im Buch nutzen. Das erlaubt dir auch, mit wenig Aufwand die Übungen immer wieder anzupassen. Platziere die Sehtafel irgendwo in deiner Wohnung, wo du sie tagsüber immer wieder siehst. So kannst du immer, wenn du darauf schaust, ein paar Übungen machen. Denke daran, dass die Regelmäßigkeit entscheidend ist. Hier sind drei Beispiele, wie du die Übungstafeln nutzen kannst.

Schrifttafel: Platziere sie neben dem Fenster. Lies bis zur kleinsten Schrift und schaue dann etwa zwei Sekunden lang entspannt aus dem Fenster. Überprüfe anschließend, wie sich deine Sehfähigkeit verändert hat.

E

F P

T O Z

L P E D

P E C F D

E D F C Z P

F E L O P Z D

D E F P O T E C

L E F O D P C T

F D P L T C E O

P E Z O L C F T D

Kreistafel: Platziere sie neben dem Fenster. Nutze Pausen und Unterbrechungen immer wieder dafür, die stets kleiner werdenden Kreisöffnungen zu erkennen. Entspanne zwischendurch die Augen durch schnelles Zwinkern.

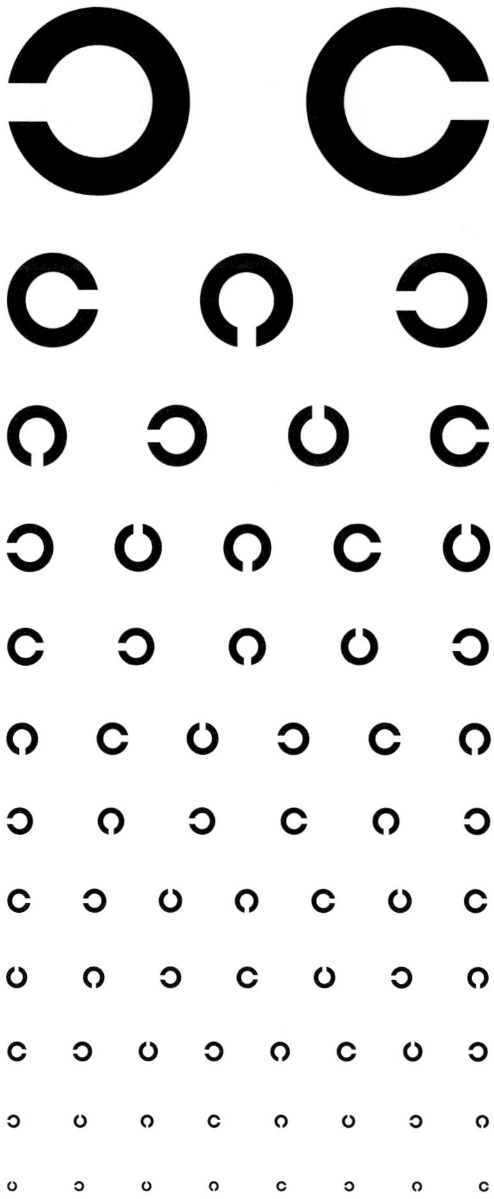

Richtungstafel: Platziere sie neben einem Spiegel. Jedes Mal, wenn du in den Spiegel schaust, kannst du danach ein paar Sekunden bis zu 2 Minuten die Augenübungen machen. Folge dafür einfach entweder mit den Augen oder mit dem Kopf den Pfeilen. Lächle dich danach im Spiegel an und spüre, wie gut sich das anfühlt.

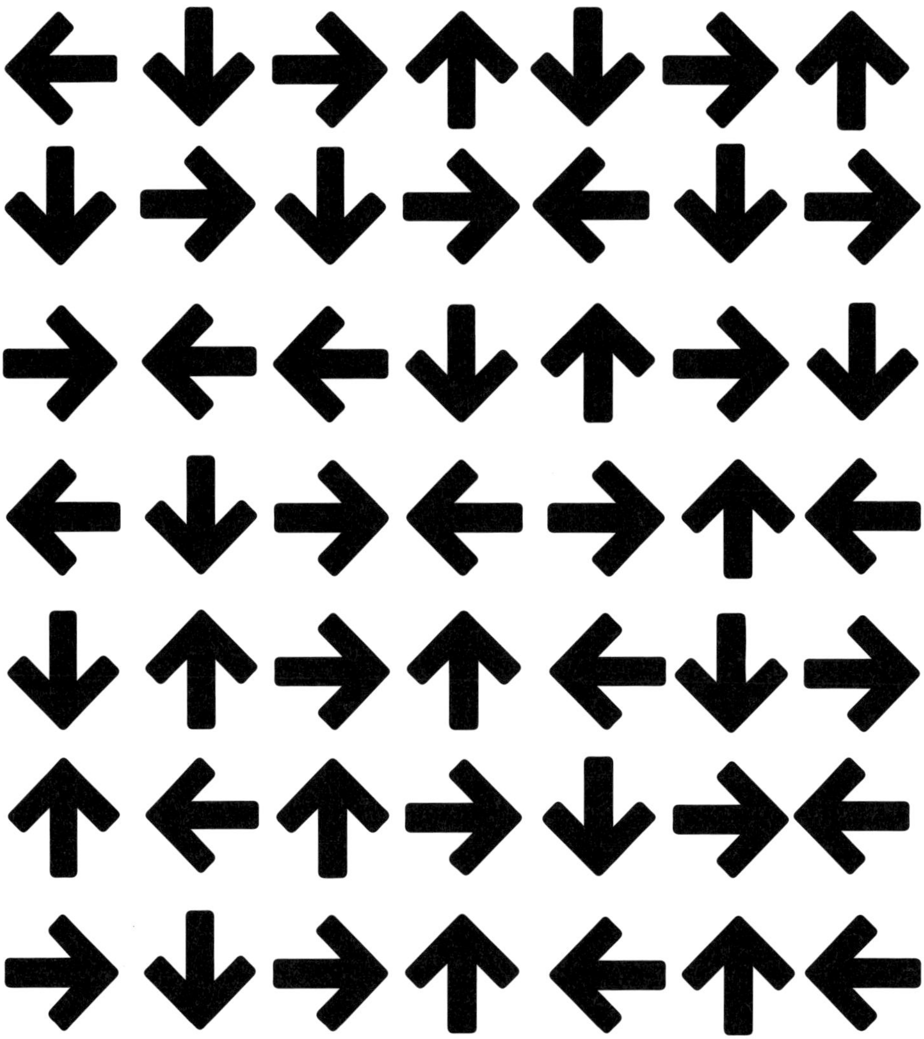

Die richtige Übungsauswahl treffen

Die Übungen, nach denen du die kleineren Zeichen erkennen kannst, integrierst du in deine tägliche Übungsroutine. Die Übungen, nach denen du nur noch die größeren Zeichen erkennen kannst, probierst du noch mal langsamer und in Ruhe aus. Setz dich dafür hin. Bleibt das Ergebnis schlechter oder fühlt sich die Übung nicht gut an, lässt du die Übungen weg. Langfristig solltest du die Übungen langsam und nachhaltig in dein Training integrieren. Du kannst also nach den 21 Tagen diese Übungen noch mal testen. Die Übungen, die keine Veränderung bewirken, bei denen also dein Ergebnis gleich bleibt, kannst du noch mal testen, und zwar intensiver, indem du sie entweder etwas schneller, langsamer oder zehn Sekunden länger durchführst. Ist das Ergebnis danach besser, integrierst du die Übung so in deine Routine. Ist es schlechter, lässt du sie weg.

Bei jeder Übung findest du eine Erklärung, was die Übung bewirkt. So lernst du Tag für Tag in kleinen Häppchen mehr über deine Augen und deinen Körper. Am Ende der 21 Tage solltest du dann für dich individuell die Übungen ausgewählt haben, die deine Sicht verbessert haben. Mit ihnen startest du deine Routine. Im Laufe der darauffolgenden Wochen kannst du nun immer wieder auch die anderen Übungen ausprobieren. Denke daran: Jeder Mensch ist individuell, und im Einzelfall kann es sinnvoll und notwendig sein, sich Expertise für das Sehtraining zu suchen.

Tag 1

2-1-1-2

Problem: verschwommene Bilder

Kennst du das Problem, dass du etwas unscharf siehst? Du kannst ein Objekt nicht so richtig fokussieren, einen Schriftzug nicht deutlich lesen oder du hast sogar das Gefühl, dass das Bild vor deinen Augen verschwimmt. Das kann sehr lästig sein und die visuelle Wahrnehmung beeinträchtigen.

1. Stelle dich aufrecht hin. Strecke den rechten Arm auf Schulterhöhe nach vorn und schaue auf den Zeigefinger. Fixiere die Fingerspitze mit beiden Augen.
2. Schließe nun das rechte Auge und versuche, mit dem linken Auge die Fingerspitze zu fokussieren.
3. Schließe nun das linke Auge und versuche, mit dem rechten Auge die Fingerspitze zu fokussieren.
4. Schaue nun wieder mit beiden Augen auf die Fingerspitze.

Wiederholungen: 10

Beurteilung: Teste nach der Übung, ob du die Schrift auf der Tafel besser, gleich oder schlechter lesen kannst, und kreuze das Ergebnis an:

☐ besser
☐ gleich
☐ schlechter

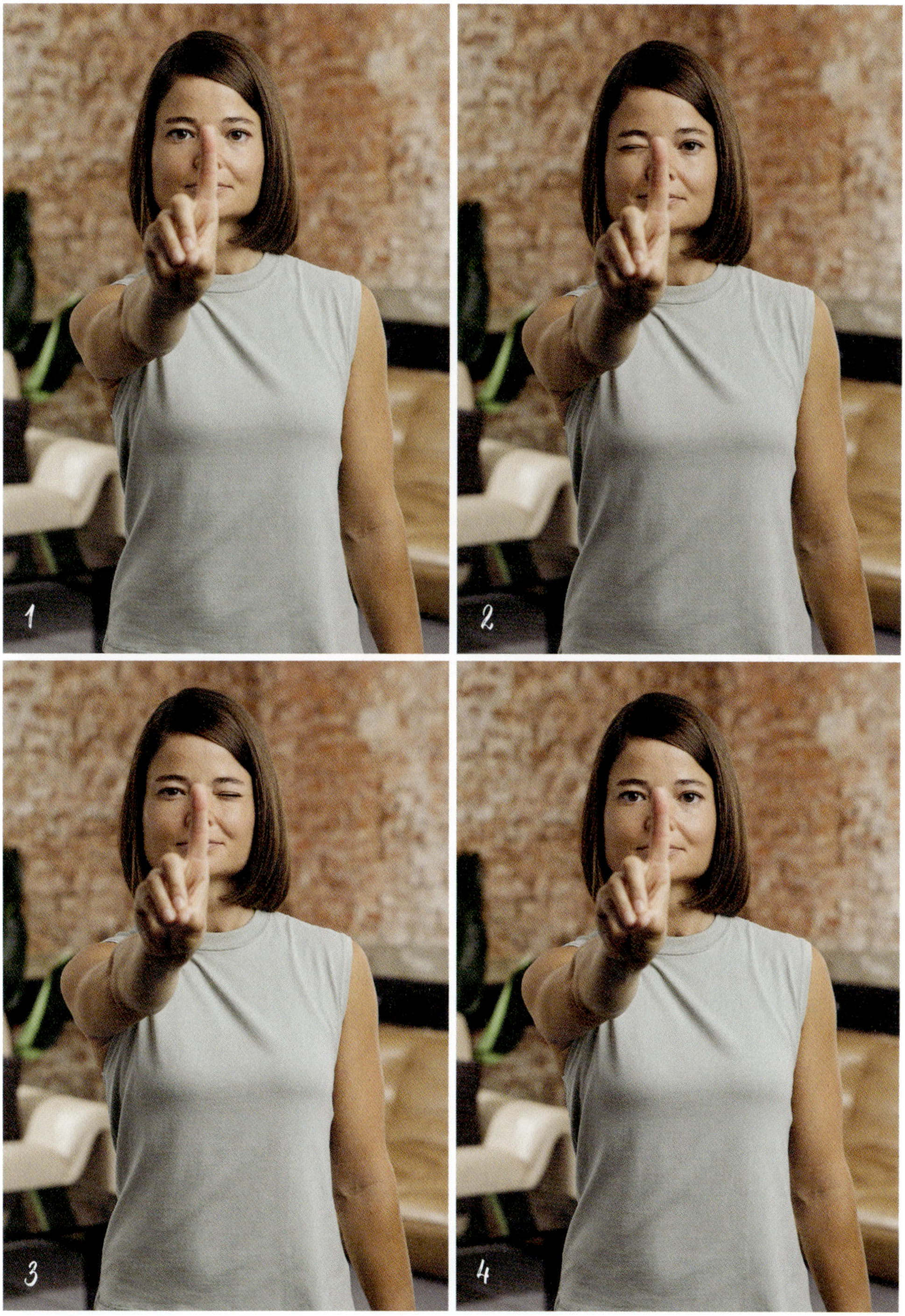
1
2
3
4

Wissen kompakt

Blickstabilisierung und binokulares Sehen

Um klar sehen zu können, müssen die Bilder des rechten und linken Auges vom Gehirn exakt übereinandergelegt werden. Mit dieser Übung trainierst du, den Blick beider Augen auf einen Punkt zu stabilisieren. Das kann zu besserer Lesefähigkeit und visueller Aufmerksamkeit führen. Dabei schulst du das binokulare Sehen, also die Fähigkeit beider Augen, zusammenzuarbeiten, um ein klares Bild zu erzeugen. Um binokulares Sehen zu ermöglichen, müssen die beiden Augen auf dasselbe Objekt ausgerichtet werden. Dabei erhält jedes Auge einen individuellen Bildausschnitt. Diese beiden Bildausschnitte werden dann vom Gehirn zusammengeführt, um ein vollständiges dreidimensionales Bild zu erzeugen, das ein Gefühl von Tiefe und räumlicher Wahrnehmung vermittelt. Wenn du geradeaus schaust und darauf achtest, siehst du zum Beispiel deine Nasenspitze. Da diese Information für dein Gehirn dauerhaft nicht relevant ist, wird die Nase im Alltag aus deinem Bild rausgerechnet. Dadurch nimmst du deine Nase beim Sehen nicht wahr, obwohl sie da ist.

Die Informationen von beiden Augen werden zuerst durch den Sehnerv übertragen und an den seitlichen Kniehöcker im Thalamus weitergeleitet. Dort werden sie sortiert und verarbeitet und dann an den primären visuellen Kortex im hinteren Teil des Gehirns weitergeleitet. Dieser Teil des Gehirns ist für die Verarbeitung und Integration von visuellen Informationen aus beiden Augen verantwortlich. Die Informationen von beiden Augen werden verglichen, um Unterschiede und Gemeinsamkeiten zwischen den beiden Bildern zu finden und ein zusammenhängendes räumliches Bild zu erzeugen. Die Verarbeitung der Informationen aus dem linken und dem rechten Auge wird durch die Bahnen des *Corpus callosum* unterstützt, das die beiden Gehirnhälften miteinander verbindet und den Informationsaustausch zwischen ihnen erleichtert.

Vielleicht hast du bemerkt, dass du die Fingerspitze mit einem Auge besser sehen konntest als mit dem anderen. Sobald du am Ende der Übung wieder beide Augen miteinander kombinierst, solltest du die Fingerspitze klarer sehen. Manche beschreiben sie auch als kontrastreicher oder schärfer umrissen.

Tag 2

Augenliegestütz zur Nasenwurzel

Problem: Scharfstellen in der Nähe

Du tippst etwas auf dem Handy, schaust dann auf den Laptop und brauchst ein paar Sekunden, bis das Bild wieder klar zu sehen ist? Oder du liest in einem Buch, schaust dann auf die Uhr und brauchst einen Moment, um die Uhrzeit ablesen zu können? Dir fällt das klare Sehen in der Nähe schwer?

1. Stelle dich aufrecht hin. Strecke einen Arm auf Schulterhöhe nach vorn und schaue auf den Zeigefinger. Fixiere die Fingerspitze mit beiden Augen.
2. Führe nun den Zeigefinger so weit zur Nasenwurzel, dass du mit beiden Augen die Fingerspitze noch klar erkennen kannst.
3. Schließe dann die Augen und strecke anschließend den Arm wieder aus. Öffne die Augen und beginne von vorn.

Blättere auf Seite 72, um dir die Übungsabfolge anzusehen.

Wiederholungen: 10

Beurteilung: Teste nach der Übung, ob du die Schrift auf der Tafel besser, gleich oder schlechter lesen kannst, und kreuze das Ergebnis an:

☐ besser
☐ gleich
☐ schlechter

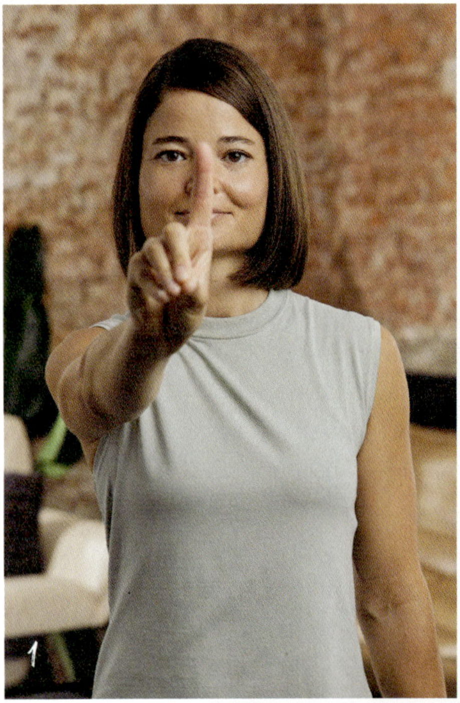
1

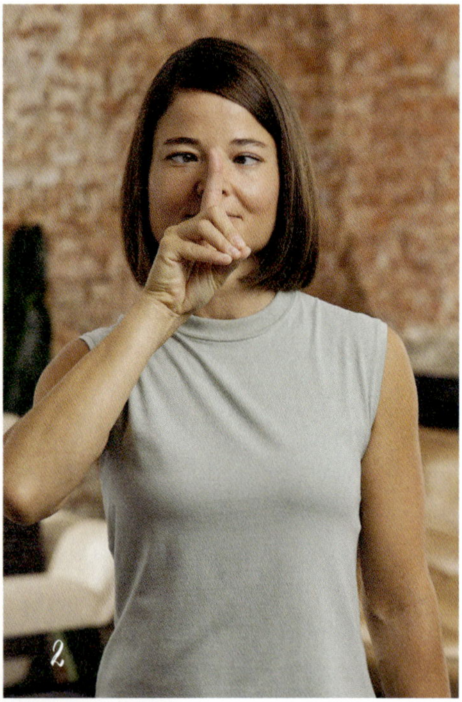
2

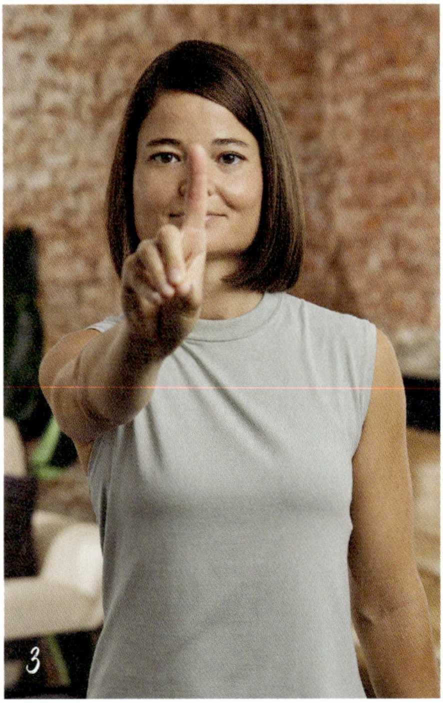
3

Wissen kompakt

Trainieren der Akkommodation

Der Augenliegestütz trainiert den inneren geraden Augenmuskel und hilft unter anderem dabei, nahe Objekte klar zu sehen. Er aktiviert den inneren geraden Augenmuskel bei der Bewegung zur Nasenwurzel, einen der sechs Augenmuskeln, der für das Zusammenführen der Augen verantwortlich ist, und den seitlichen äußeren rechten und linken Augenmuskel beim Zurückführen in die Neutralposition. Außerdem findet bei dieser Übung die Akkommodation (Seite 41) statt: Wenn du auf ein Objekt in der Ferne schaust, entspannt sich der innere gerade Augenmuskel und die Linse im Auge flacht ab, um das Licht aus der Ferne zu fokussieren. Wenn du jedoch auf ein Objekt in der Nähe blickst, muss sich der Muskel anspannen, um die Linse zu krümmen und das Licht aus der Nähe zu fokussieren. Die Akkommodation ist ein automatischer Prozess, der unbewusst abläuft und wichtig für das klare Sehen von Objekten in verschiedenen Entfernungen ist.

Der innere gerade Augenmuskel wird vom dritten Hirnnerv, dem *Nervus oculomotorius*, gesteuert. Dieser Nerv ist einer von insgesamt zwölf Hirnnerven, die für die Steuerung der Augenmuskeln und anderer Muskeln im Kopf und im Halsbereich zuständig sind. Er entspringt im Gehirn und verläuft durch den Schädel, um den inneren geraden Augenmuskel zu steuern. Wenn dieser Nerv beschädigt wird, kann dies zu einer Vielzahl von Augenproblemen führen, zum Beispiel zu Schwierigkeiten beim Fokussieren oder zu Problemen bei der Bewegung der Augen.

Tag 3
Palming

Problem: müde Augen

Du hast einen anstrengenden Arbeitstag hinter dir, an dem du stundenlang vor dem Bildschirm gesessen hast. Deine Augen fühlen sich jetzt an, als hätten sie einen Marathon hinter sich. Sie brennen, jucken und sind einfach müde. Die strapazierten Augenmuskeln sehnen sich nach Entspannung, und du fragst dich, wie du sie wiederbeleben kannst.

1. Stelle dich aufrecht hin und schließe die Augen.
2. Lege dann deine Handflächen über die geschlossenen Augen und drücke sie sanft an. Achte darauf, dass kein Licht durch deine Finger oder Handflächen dringt. Versuche, dich vollständig zu entspannen. Halte diese Position für einige Minuten, bis du nur noch ein schwarzes Bild siehst und keine Blitze, Formen oder Farben mehr erkennbar sind.

Wiederholungen: bei Bedarf mehrmals am Tag

Beurteilung: Teste nach der Übung, ob du die Schrift auf der Tafel besser, gleich oder schlechter lesen kannst, und kreuze das Ergebnis an:

☐ besser
☐ gleich
☐ schlechter

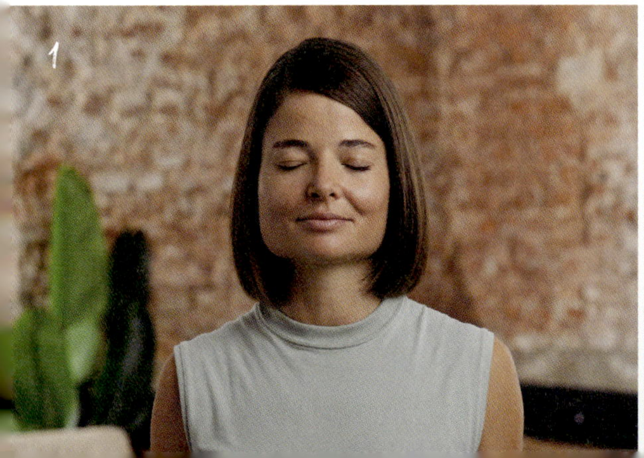

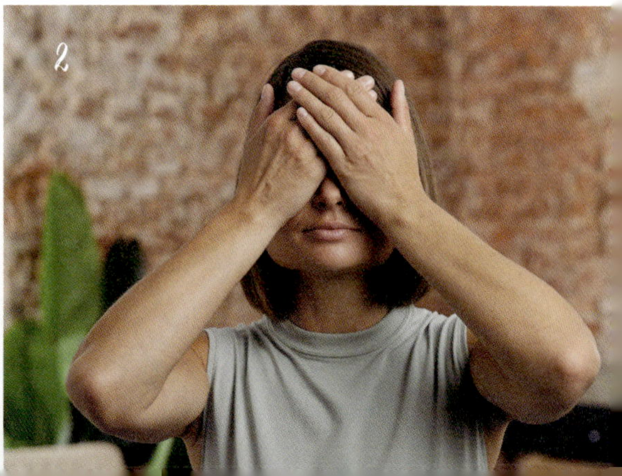

Wissen kompakt

Entspanne dich

Palming ist eine Entspannungstechnik, die Stress reduziert und zur Entlastung der Augenmuskulatur führt. Während des Palming wird der visuelle Input blockiert und die Augen werden mit den Händen bedeckt, um Dunkelheit und Wärme zu erzeugen. Dies führt zu einer Verringerung der Stimulation der visuellen Rezeptoren und zu einer Entspannung der Augenmuskulatur.

Im Gehirn führt Palming zu einer Verlangsamung der Aktivität in den visuellen Cortex-Regionen, die normalerweise mit der Verarbeitung von visuellen Informationen beschäftigt sind. Gleichzeitig wird die Aktivität in den Regionen reduziert, die mit der Aufmerksamkeit und Wahrnehmung von visuellen Reizen zusammenhängen. Die neuronale Aktivität im Gehirn wird reduziert und das Nervensystem beruhigt. Darüber hinaus kann Palming auch dazu beitragen, das parasympathische Nervensystem zu aktivieren, das auch als Ruhe- und Regenerationssystem bezeichnet wird und für die Entspannungsreaktion verantwortlich ist. Diese Aktivierung kann den Blutdruck und die Herzfrequenz senken und zu einem Gefühl der Entspannung und Ruhe führen.

Beim Palming wird also nicht die Sehkraft verbessert, sondern vielmehr eine Entspannung und Erholung der Augen erreicht. Es kann auch bei Augentrockenheit, Ermüdung und Spannungskopfschmerzen helfen.

Tag 4

Augenfolgebewegungen horizontal

Problem: eingeschränkte Beweglichkeit beim Drehen des Kopfes

Du möchtest deinen Kopf zur Seite drehen, um etwas zu sehen oder nach etwas Ausschau zu halten, doch schon zu Beginn der Bewegung spürst du, dass deine Beweglichkeit eingeschränkt ist. Die Muskeln beginnen zu brennen und es fällt dir schwer, deinen Kopf frei und ohne Anstrengung zu bewegen.

1. Stelle dich aufrecht hin. Strecke den rechten Arm auf Schulterhöhe nach vorn und schaue auf den Zeigefinger. Fixiere die Fingerspitze mit beiden Augen.
2. Führe nun den gestreckten Arm langsam so weit nach rechts, dass du mit beiden Augen die Fingerspitze noch klar erkennen kannst.

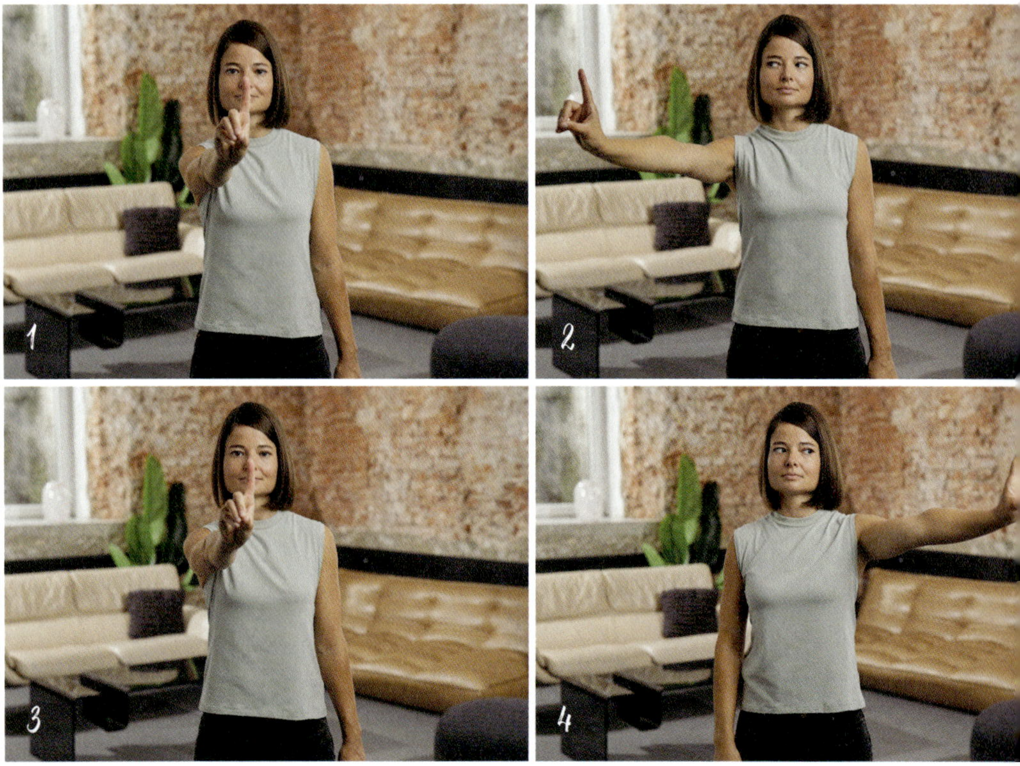

3. Führe den Arm zur Mitte zurück und bleibe dabei mit den Augen auf dem Finger.
4. Wechsle den Arm und führe die Bewegung mit dem linken Arm zur linken Seite aus.

Wiederholungen: 10 pro Seite

Beurteilung: Teste nach der Übung, ob du die Schrift auf der Tafel besser, gleich oder schlechter lesen kannst, und kreuze das Ergebnis an:

☐ besser
☐ gleich
☐ schlechter

Wissen kompakt

Nackenverspannungen reduzieren

Verspannungen im Nacken sind oft die Folge einer übermäßigen Belastung der Augen. Bei dieser Übung bewegst du deine Augen sanft und fließend in Blickrichtung, um Muskelverspannungen zu reduzieren. Die hier trainierte horizontale Bewegung findet im Alltag häufig statt, beispielsweise wenn du einem Radfahrer oder einem sich seitlich bewegenden Ball mit den Augen folgst.

Der innere gerade Augenmuskel bewegt das Auge nach innen (Adduktion), während der seitliche gerade Augenmuskel es nach außen bewegt (Abduktion). Diese Muskeln arbeiten eng zusammen, um eine reibungslose horizontale Augenbewegung zu ermöglichen. Sie werden von Hirnnerven (Abbildung Seite 50) gesteuert, die aus dem Hirnstamm entspringen. Der *Nervus oculomotorius*, der dritte Hirnnerv, innerviert, das heißt, er sendet Nervenimpulse an die meisten Augenmuskeln, einschließlich des inneren geraden Augenmuskels. Der *Nervus abducens*, der sechste Hirnnerv, innerviert den seitlichen geraden Augenmuskel.

Durch die koordinierte Aktivierung und Hemmung dieser Muskeln und Nerven kannst du deine Augen präzise und schnell bewegen, um verschiedene Bereiche deines Sichtfelds zu erfassen und deine visuelle Aufmerksamkeit zu lenken.

Tag 5

Augenfolgebewegungen vertikal

Problem: Verspannungen behindern das Beugen und Strecken des Kopfes

Du möchtest deinen Kopf beugen oder strecken, um nach oben oder unten zu schauen. Doch jedes Mal, wenn du diese Bewegung machst, spürst du unangenehme Verspannungen im Nacken. Die Muskeln rund um deine Halswirbelsäule fühlen sich hart und steif an, als ob sie sich gegen die Bewegung wehrten. Besonders problematisch ist es, wenn du versuchst, dein Kinn zur Brust zu bringen – die Muskeln scheinen förmlich zu blockieren.

1. Stelle dich aufrecht hin. Strecke einen Arm auf Schulterhöhe nach vorn und schaue auf den Zeigefinger. Fixiere die Fingerspitze mit beiden Augen.
2. Führe nun den ausgestreckten Arm langsam so weit nach oben, dass du mit beiden Augen die Fingerspitze noch scharf sehen kannst.
3. Führe ihn anschließend nach unten, sodass du mit beiden Augen die Fingerspitze noch klar sehen kannst. Komm dann zur Mitte zurück.

Wiederholungen: 10 pro Richtung

Beurteilung: Teste nach der Übung, ob du die Schrift auf der Tafel besser, gleich oder schlechter lesen kannst, und kreuze das Ergebnis an:

☐ besser
☐ gleich
☐ schlechter

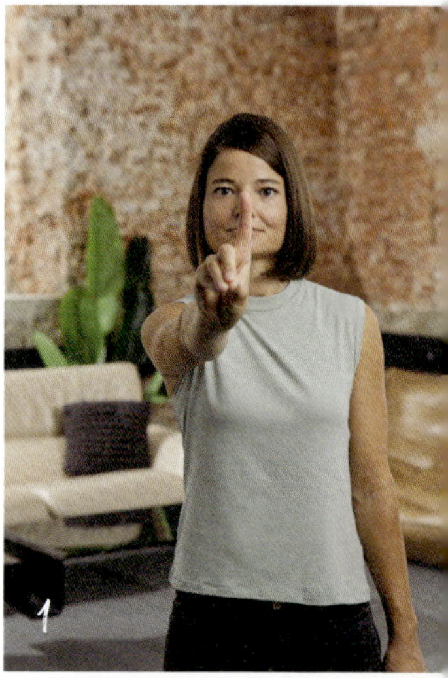

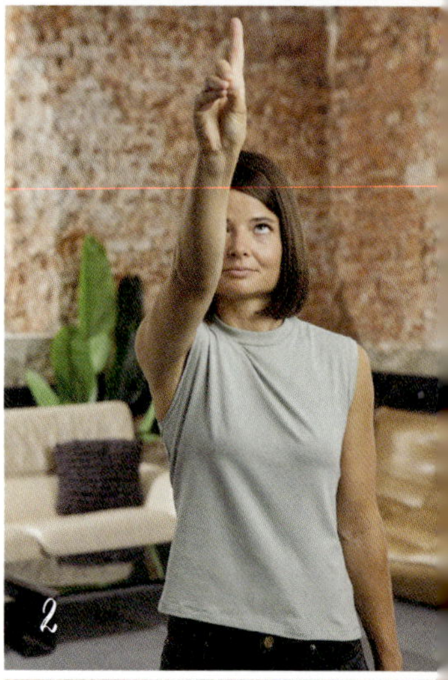

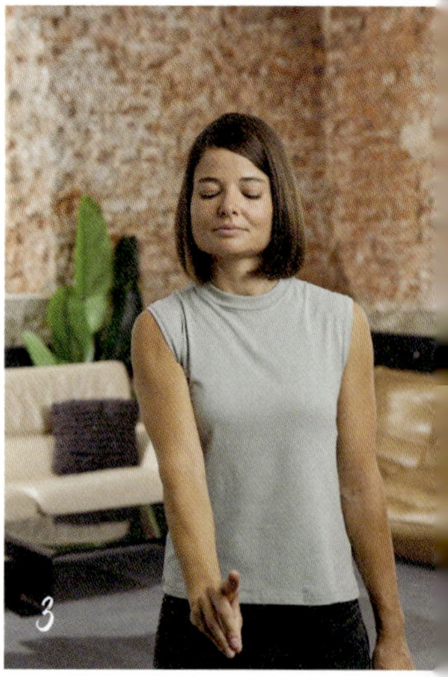

Wissen kompakt

Entspannte Nackenmuskeln durch vertikale Augenbewegungen

Wenn du deine Augen sanft und fließend in die gewünschte Richtung bewegst, während du deinen Kopf still hältst, hilft das, deine Nackenmuskeln zu entspannen. Dein Gehirn und deine Augen koordinieren gemeinsam die Bewegung, und das führt zu einer Lockerung der Verspannungen. Diese Übung trainiert die Muskeln, die für die Hebung und Senkung des Augapfels zuständig sind. Der obere gerade Augenmuskel (*Musculus rectus superior*) und der untere schräge Augenmuskel (*Musculus obliquus inferior*) sorgen für die Aufwärtsbewegung und der untere gerade Augenmuskel (*Musculus rectus inferior*) und der obere schräge Augenmuskel (*Musculus obliquus superior*) für die Abwärtsbewegung. Der Musculus obliquus inferior dreht das Auge zusätzlich nach oben, der Musculus obliquus superior dreht es zusätzlich nach unten.

Wenn du ein bewegtes Objekt mit den Augen verfolgst, sendet dein Gehirn ein Signal an die Augenmuskeln, um die Augen in die gewünschte Richtung zu bewegen. Das Signal wird von den motorischen Neuronen im Gehirn ausgehend von den beiden Hirnbereichen namens frontales Augenfeld und dem supplementär motorischen Areal gesendet. Diese Hirnregionen sind für die Planung und Steuerung von Augenbewegungen zuständig. Wenn du vertikal blickst, ist die neuronale Aktivität in diesen beiden Bereichen stark erhöht. Das frontale Augenfeld ist bei Aufwärtsbewegungen aktiver, das supplementär-motorische Areal bei Abwärtsbewegungen. Diese erhöhte Aktivität lässt die entsprechenden Augenmuskeln anspannen, was die Bewegung ermöglicht.

Die Bewegung der Augen nach oben führt zur Aktivierung der Extension, also zur Streckung der Muskeln, und die Bewegung der Augen nach unten zur Aktivierung der Flexion, also zur Beugung der Muskeln. Die Kombination führt zum Spannungsausgleich und entspannt damit den Nacken.

Tag 6

Augenfolgebewegungen diagonal

Problem: anstrengender Blickwechsel

Du befindest dich in einem Raum und möchtest verschiedene Dinge betrachten – sei es ein Bild an der Wand, ein interessantes Buchregal oder vielleicht etwas auf dem Boden. Doch jedes Mal, wenn du deinen Blick in eine andere Richtung lenkst, empfindest du es als anstrengend. Besonders, wenn du nach oben rechts oder links schauen möchtest, scheint es, als müsstest du deinen gesamten Kopf bewegen anstatt nur deine Augen.

1. Stelle dich aufrecht hin, strecke den rechten Arm auf Schulterhöhe nach vorn und schaue auf den Zeigefinger. Fixiere die Fingerspitze mit beiden Augen.
2. **a+b** Führe nun den gestreckten Arm langsam von oben rechts nach unten links.
3. Komm zur Mitte zurück.
4. Wechsle den Arm und strecke jetzt den linken Arm nach vorn. Fixiere die Fingerspitze des Zeigefingers mit beiden Augen.
5. **a+b** Führe den linken Arm von oben links nach unten rechts
6. Komme wieder zur Mitte zurück. Gehe jeweils nur so weit, dass du mit beiden Augen die Fingerspitze noch klar sehen kannst.

Wiederholungen: 10 pro Richtung

Beurteilung: Teste nach der Übung, ob du die Schrift auf der Tafel besser, gleich oder schlechter lesen kannst, und kreuze das Ergebnis an:

☐ besser
☐ gleich
☐ schlechter

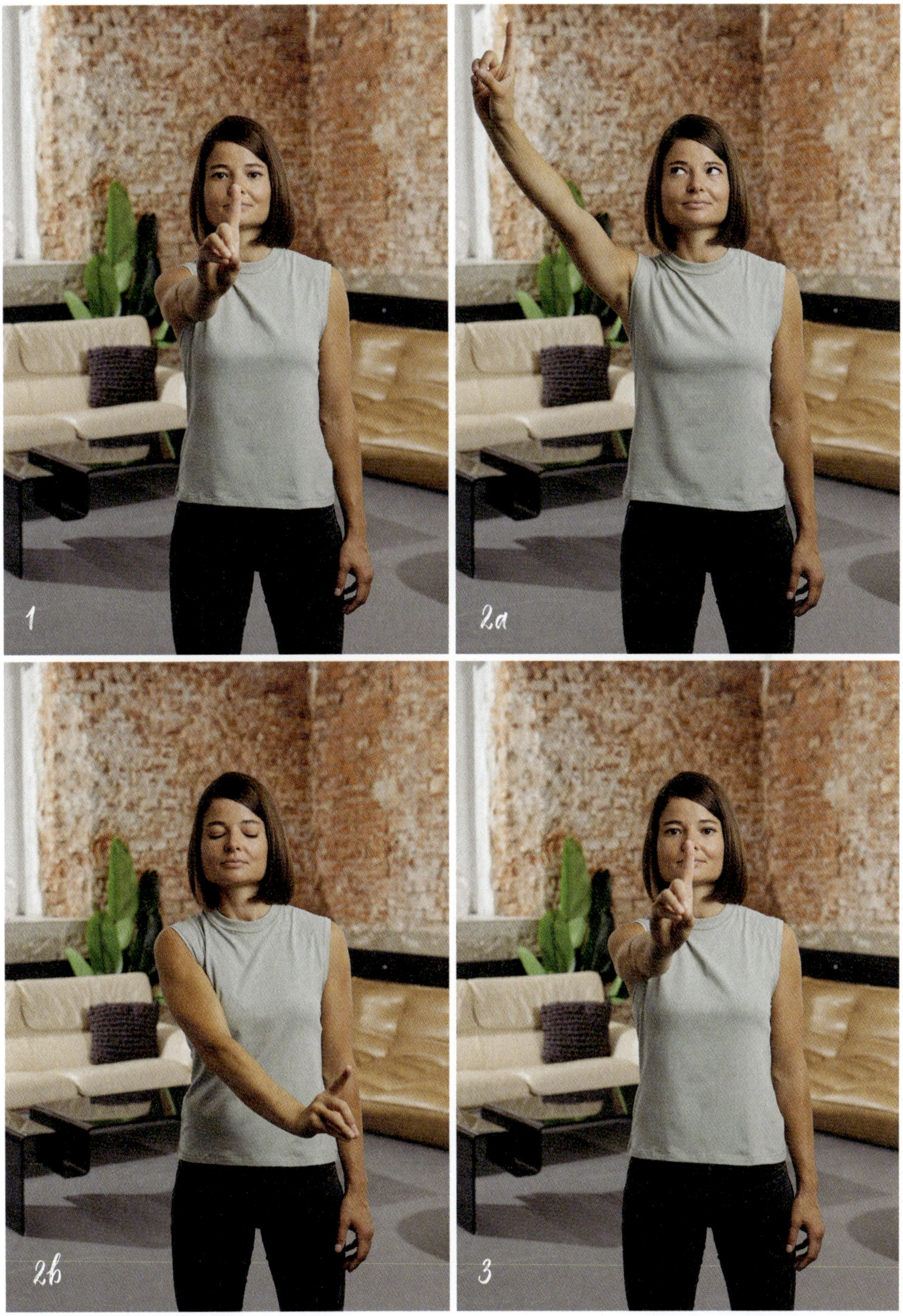

Fortsetzung auf Seite 82

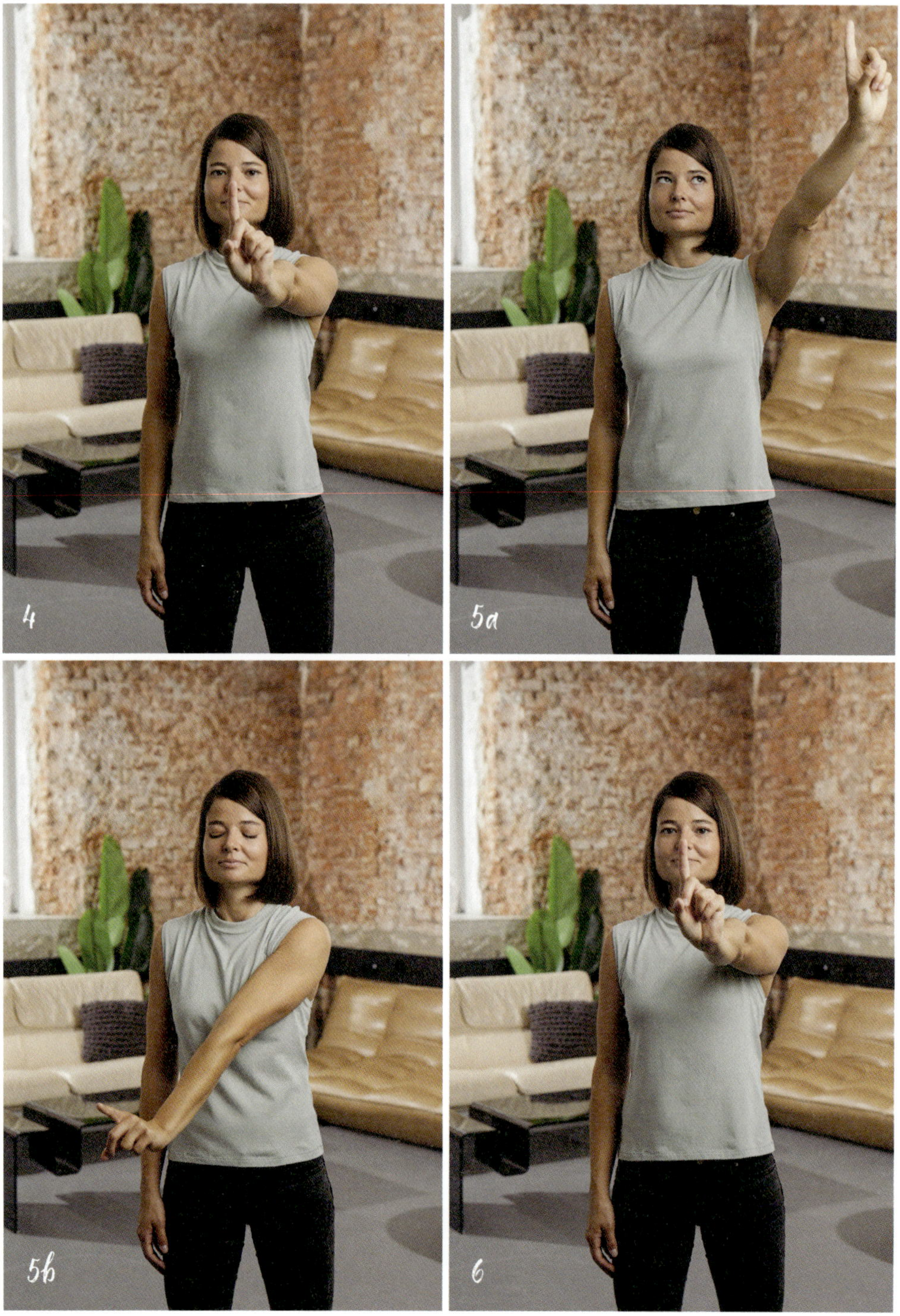
4
5a
5b
6

Wissen kompakt

Diagonale Augenbewegungen für mühelosen Blickwechsel

Wenn du deine Augen gezielt und fließend in verschiedene Richtungen bewegst, während du deinen Kopf ruhig hältst, kannst du die Anstrengung beim Blickwechsel minimieren.

Insbesondere das Üben von diagonalen Augenbewegungen, also diagonal nach oben, unten, rechts oder links, lässt deine Augenmuskeln schneller und effektiver arbeiten und kann deine Sehkraft verbessern. Die Augenfolgebewegungen ermöglichen es dir, Objekte im Sichtfeld zu verfolgen, ob du nun einen Text liest, einen fliegenden Ball mit den Augen verfolgst oder Auto fährst – und auch, während du dich bewegst.

Tag 7
Augenliegestütz zur Nasenspitze

Problem: Schwierigkeiten bei der Einschätzung von Geschwindigkeiten

Du stehst an einer Straßenecke und möchtest die Geschwindigkeit eines herannahenden Autos einschätzen, um sicher über die Straße zu kommen. Oder du spielst mit deinen Kindern im Park und versuchst, den Ball richtig zu fangen, aber irgendwie kannst du die Bewegung des Balls nicht beurteilen.

1. Stelle dich aufrecht hin. Strecke einen Arm auf Schulterhöhe nach vorn und schaue auf den Zeigefinger. Fixiere die Fingerspitze mit beiden Augen.
2. Führe nun den Zeigefinger zur Nasenspitze, sodass du mit beiden Augen die Fingerspitze noch klar sehen kannst.
3. Schließe dann die Augen und strecke den Arm wieder nach vorn.

Wiederholungen: 10

Beurteilung: Teste nach der Übung, ob du die Schrift auf der Tafel besser, gleich oder schlechter lesen kannst, und kreuze das Ergebnis an:

☐ besser
☐ gleich
☐ schlechter

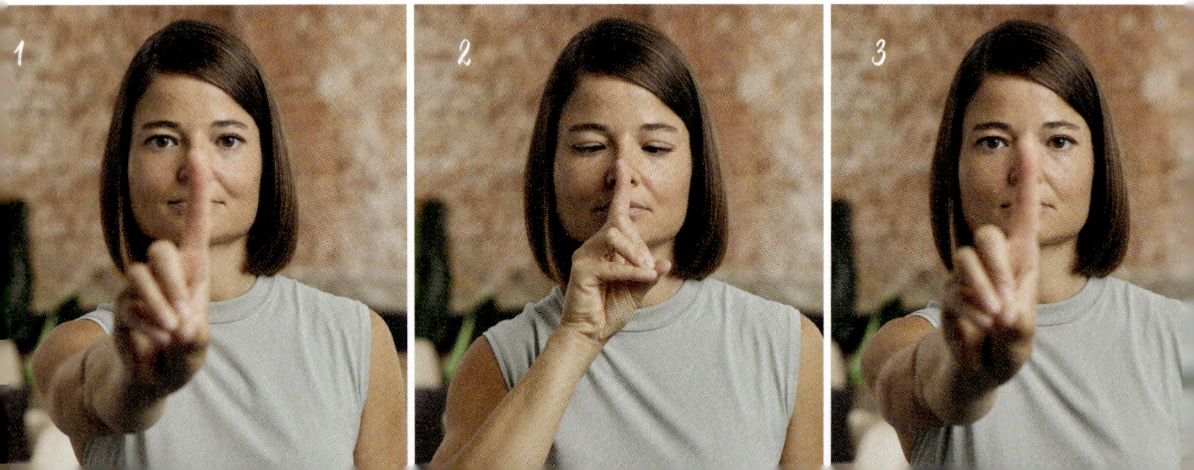

Wissen kompakt

Augenmotorik verbessern

Geschwindigkeiten und Entfernungen korrekt einzuschätzen, ist für viele eine Herausforderung. Die räumliche und zeitliche Wahrnehmung sind oft nicht perfekt aufeinander abgestimmt, was zu Unsicherheit und Fehleinschätzungen führen kann. Der Augenliegestütz zur Nasenspitze ist eine Übung, die die Konvergenz der Augen trainiert. Durch das Fokussieren auf die Nasenspitze werden die oberen schrägen Augenmuskeln gestärkt, die für die Senkung und das Nach-innen-Rollen der Augen verantwortlich sind. Regelmäßiges Training kann dazu beitragen, Augenmüdigkeit und Schmerzen vorzubeugen und die Genauigkeit der räumlichen Wahrnehmung zu steigern.

Bei der Übung sollten die Augen auf einen nahe gelegenen Punkt gerichtet bleiben. Dies ermöglicht nicht nur das bessere Erkennen von räumlicher Tiefe, sondern stärkt auch die Nervenverbindungen zwischen den Augen und dem Gehirn. Auf diese Weise kann die Augenmotorik verbessert werden, was insbesondere in Situationen, in denen sich Objekte schnell nähern, von Vorteil ist.

Tag 8
Bilderkennung

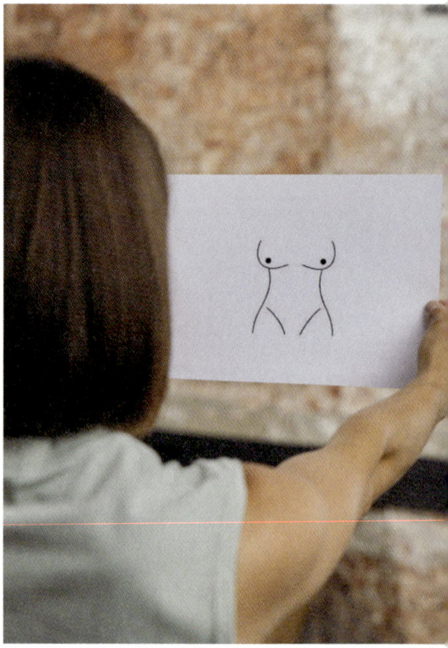

Problem: Was sehe ich da?

Du und ein Freund schauen auf ein Bild und ihr seht beide etwas anderes.

Stelle dich aufrecht hin und schaue das Bild an. Was erkennst du? Versuche, auf dem Bild zwei unterschiedliche Dinge zu erkennen. Es kann sein, dass du zunächst einen Frauenkörper erkennst. Wenn du dich konzentrierst und zum Beispiel mit unterschiedlichen Abständen spielst, erkennst du zwei tanzende Menschen.

Wiederholungen: Wechsle zehnmal zwischen beiden Bedeutungen hin und her, fokussiere dich also einmal auf den Frauenkörper, dann auf die tanzenden Menschen.

Beurteilung: Teste nach der Übung, ob du die Schrift auf der Tafel besser, gleich oder schlechter lesen kannst, und kreuze das Ergebnis an:

- ☐ besser
- ☐ gleich
- ☐ schlechter

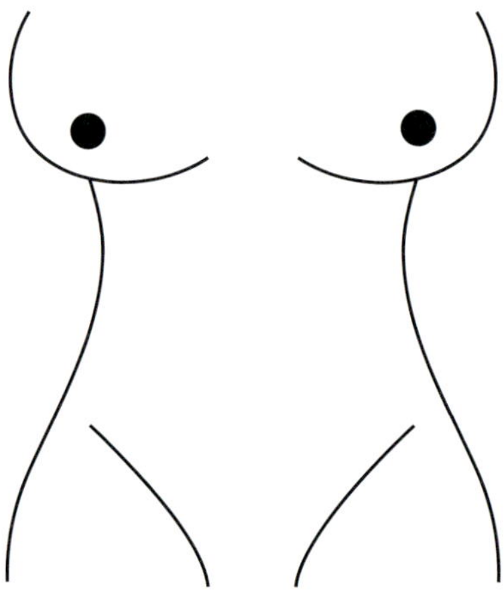

Die Abbildung zeigt die faszinierende Vielseitigkeit und Interpretation des Sehens, da sie sowohl zwei tanzende Menschen als auch die Silhouette einer nackten Frau darstellen kann. Kannst du sie erkennen?

Wissen kompakt

Bilder mühelos erkennen

Um sehen zu können, werden die über die Augen aufgenommenen Informationen auf zwei Pfaden verarbeitet. Ein Pfad beantwortet dabei die Frage »Was ist es?« und der andere »Wo ist es?«. Der »Was ist es?«-Pfad wird auch als ventraler Pfad bezeichnet. Er ist wichtig beim Erkennen und Identifizieren von dem, was du siehst. Beginnend in der Netzhaut zieht sich der Pfad durch den Sehnerv zum primären visuellen Kortex im hinteren Teil des Gehirns und von dort weiter zum temporalen Kortex. Dieser Pfad ermöglicht es, dass du Objekte, Gesichter, Farben, Formen und Texturen erkennen kannst. Aufbauend auf deinen Erfahrungen und deinem Wissen wird die Information entsprechend interpretiert. Du kannst zum Beispiel erkennen, ob du einen Hund oder eine Katze siehst, weil du die Unterschiede zwischen beiden Tieren gelernt hast. Ebenso kannst du aufgrund einiger Linien und Punkte sowohl eine Frau als auch zwei tanzende Menschen erkennen. Je nach deinen Erfahrungen siehst du zunächst das eine oder das andere Bild.

Der ventrale »Was«-Pfad ist auch für die Sprache entscheidend, da er mit dem Sprachzentrum im linken Temporallappen stark vernetzt ist. Du verstehst die Bedeutung von Wörtern und Sätzen, indem du die visuelle Information mit semantischen Konzepten verknüpfst. Beim Lesen erkennst du also die Wörter und verbindest sie mit ihrer Bedeutung. Nur so ergeben Buchstaben, Wörter und Sätze einen Sinn. Der ventrale Pfad wird durch Informationen aus dem sekundären somatosensorischen Kortex ergänzt, nämlich durch Details zu Größe, Form und Struktur des erfassten Objekts.

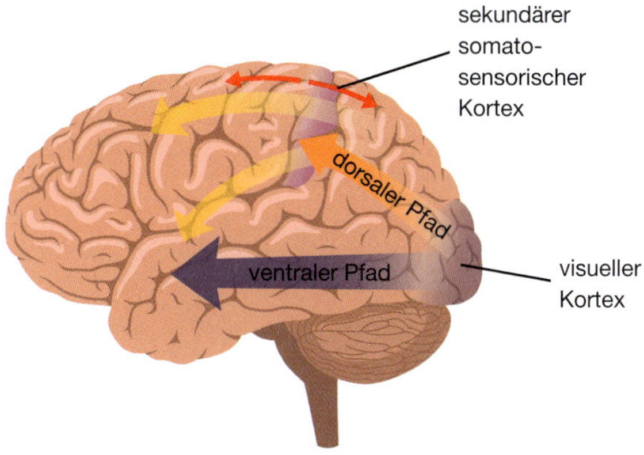

Tag 9

Augenkreise

Problem: klar sehen bei bewegten Objekten

Vor dir bewegt sich etwas und es fällt dir schwer, den Punkt zu fixieren oder zu verfolgen? Wenn beispielsweise etwas auf dem Bildschirm gezeigt wird und du dem Mauspfeil oder dem Laserpointer folgen sollst, verschwimmt das Bild, was für deine Augen sehr anstrengend ist.

Sieh dir die Übungsabfolge auf den Seiten 89 und 90 an.

Wiederholungen: 10 im Uhrzeigersinn und 10 gegen den Uhrzeigersinn

Beurteilung: Teste nach der Übung, ob du die Schrift auf der Tafel besser, gleich oder schlechter lesen kannst, und kreuze das Ergebnis an:

☐ besser
☐ gleich
☐ schlechter

1. Stelle dich aufrecht hin. Strecke den rechten Arm nach oben und schaue auf den Zeigefinger. Fixiere die Fingerspitze mit beiden Augen.
2. **a–c** Führe nun mit gestrecktem Arm langsam eine Halbkreisbewegung von oben rechts nach unten rechts durch und folge mit beiden Augen der Fingerspitze.

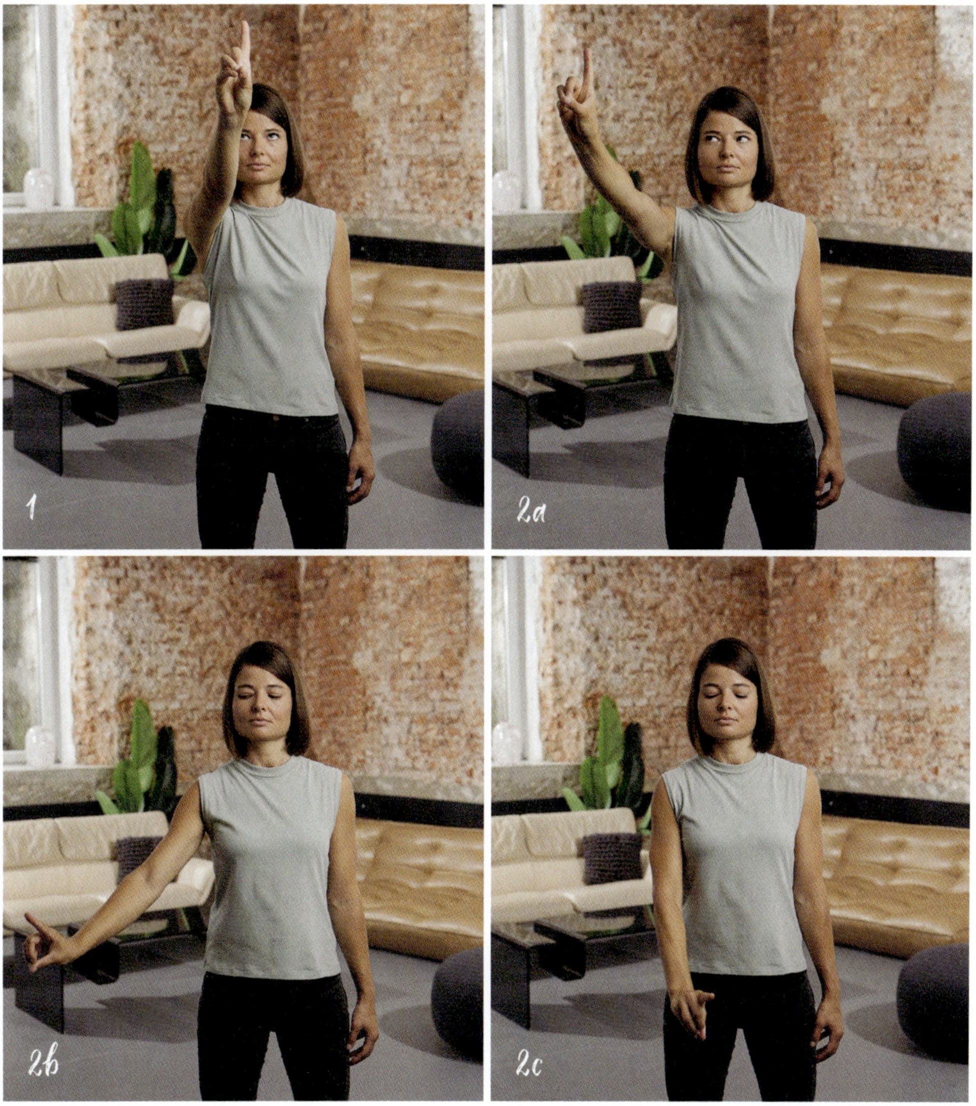

Fortsetzung auf Seite 90

3. Wechsle am tiefsten Punkt zum linken Arm, strecke ihn nach unten aus.
4. **a–c** Führe jetzt eine Halbkreisbewegung von unten links nach oben links durch. Achte darauf, dass du diese noch klar sehen kannst. Passe gegebenenfalls die Geschwindigkeit und den Bewegungsumfang an.

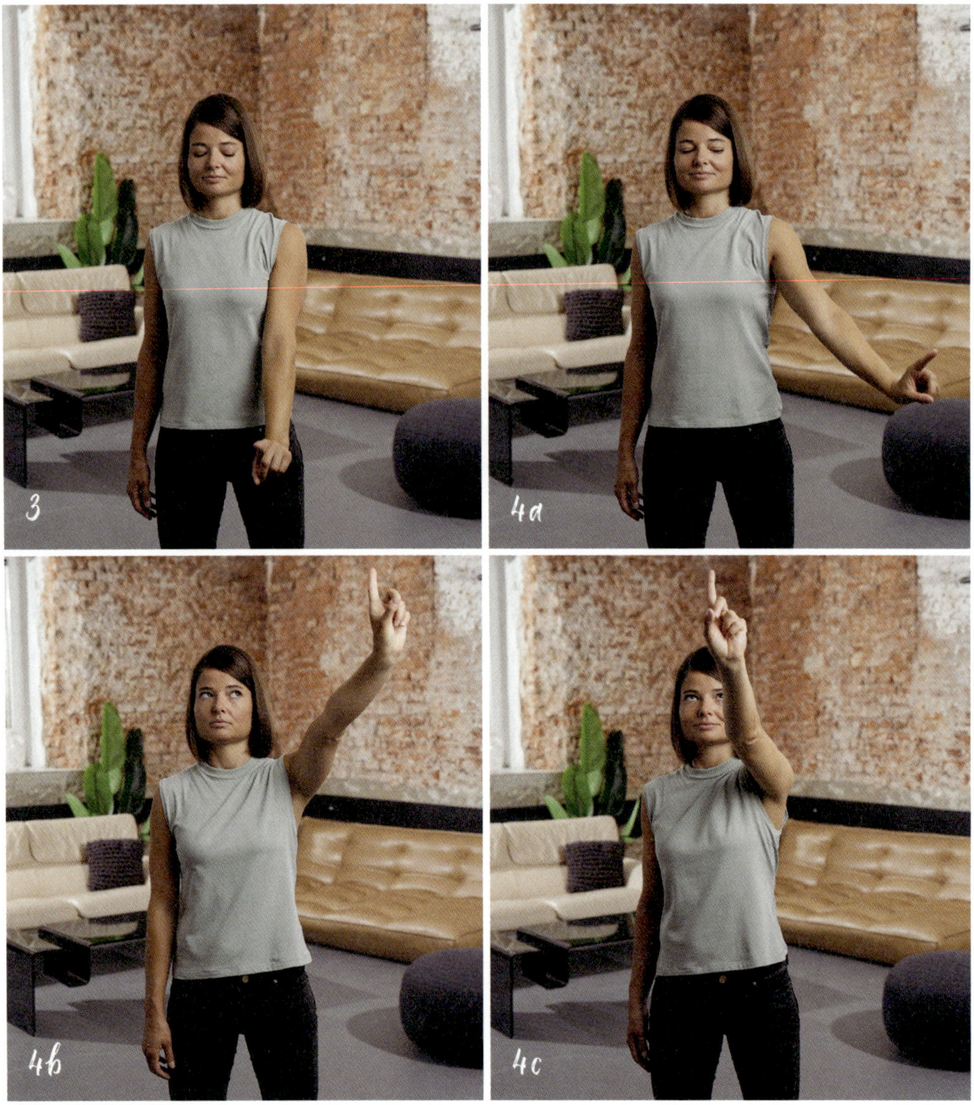

Wissen kompakt

Die Augenkoordination verbessern

Die Übung »Augenkreise« trainiert die Fähigkeit, die Position von Objekten und deren Bewegungen im Raum wahrzunehmen. Sie stärkt die Okulomotorik und fördert die Koordination zwischen beiden Augen, was bedeutend für ein klares und ausgeglichenes Seherlebnis ist. Um einem Objekt folgen zu können, müssen deine Augen es identifizieren und seine Bewegungen verfolgen können. Beim Sehen gibt es zwei wichtige Pfade: den »Was«-Pfad und den »Wo«-Pfad. Der »Was«-Pfad ist für die Identifikation dessen verantwortlich, was du siehst. Der »Wo«-Pfad, auch dorsaler Pfad genannt, konzentriert sich auf die Position und Bewegung von Objekten, deren Größe und Abstand zueinander im Raum, und er ist auch für die Tiefenwahrnehmung zuständig. Er beginnt im primären visuellen Kortex und erstreckt sich bis zum posterioren parietalen Kortex. Er hilft dir zu verstehen, wie schnell du dich bewegst und in welche Richtung.

Die Wahrnehmung der Position und Bewegung von Objekten ist entscheidend, um Handlungen im Raum zu planen und auszuführen. Wenn du beispielsweise ein Objekt greifen willst, musst du deine Position und Bewegung genau einschätzen können. Der »Wo«-Pfad unterstützt dich dabei, indem er dir mitteilt, wo sich das Objekt befindet und wie es sich bewegt.

Die Übung »Augenkreise« trainiert die Augenmuskeln in einem vollen Bewegungsumfang, den du im Alltag selten nutzt. Dadurch verbessert sich nicht nur die muskuläre Koordination, sie gibt auch dem Gehirn wichtige Informationen darüber, wie weit die Augen in verschiedene Richtungen bewegt werden können. Dies kann sich positiv auf den dorsalen Pfad auswirken und die Fähigkeit verbessern, die Position von Objekten in der Umgebung wahrzunehmen.

Tag 10

Nah-fern-Blicksprünge

Problem: Entfernungen einschätzen

Dir fällt es schwer, beim Autofahren oder Einparken Entfernungen einzuschätzen?

1. Stelle dich aufrecht hin. Strecke beide Arme und Zeigefinger aus. Nimm einen Zeigefinger so nah an die Augen, dass du den Zeigefinger noch klar erkennen kannst. Den anderen Arm lässt du gestreckt. Fixiere mit beiden Augen den nahen Zeigefinger.
2. Springe mit dem Blick nun nacheinander immer wieder vom nahen zum entfernten Finger und achte jedes Mal darauf, dass du die Fingerspitze deutlich sehen kannst.

Wiederholungen: 10

Beurteilung: Teste nach der Übung, ob du die Schrift auf der Tafel besser, gleich oder schlechter lesen kannst, und kreuze das Ergebnis an:

☐ besser
☐ gleich
☐ schlechter

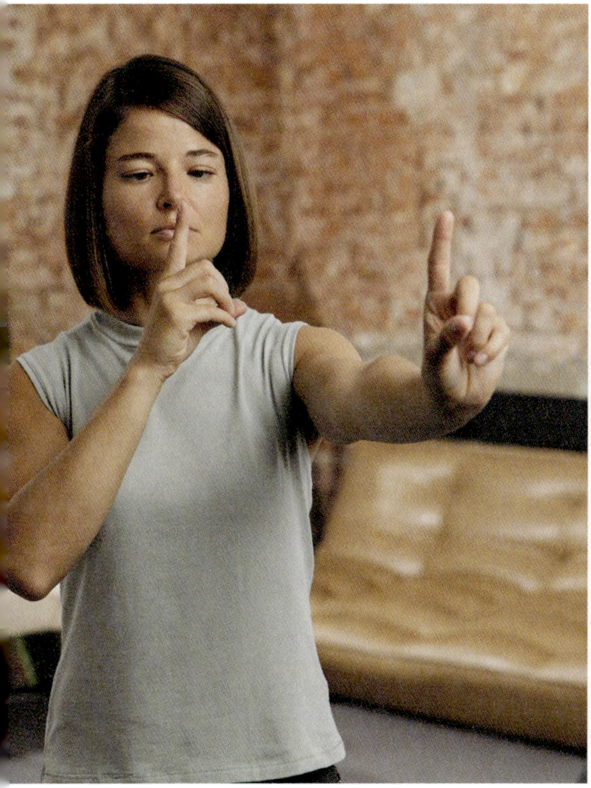

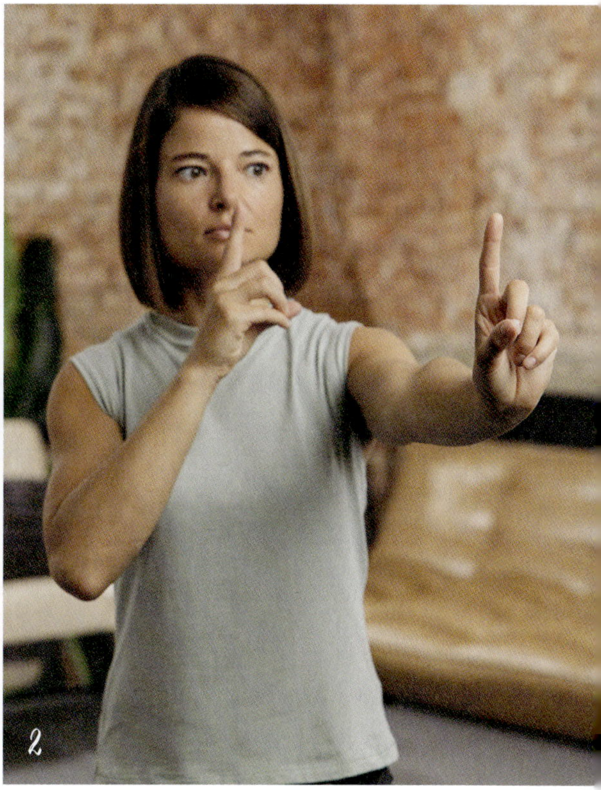
2

Wissen kompakt

Problemlos zwischen Nah- und Fernsicht wechseln

Nah-fern-Blicksprünge trainieren die Fähigkeit der Augen, schnell zwischen Nah- und Fernsicht umzuschalten, womit aber viele Menschen Probleme haben. Die Konvergenz der Augen ist der Prozess, bei dem die Augen nach innen gedreht werden, um nahe Objekte zu fokussieren, wie beim Lesen oder beim Betrachten von Bildern. Dies erfordert eine Anpassung der Augenlinsen und ist förderlich für die schnelle Anpassung an unterschiedliche Entfernungen.

Hierbei unterscheidet man zwischen Konvergenz und Divergenz, das Ein- und Auswärtsbewegen der Augen. Das passiert immer, wenn der Blickabstand zwischen zwei Objekten wechselt und die Fixierlinien der Augen das anvisierte Objekt treffen, also derselbe Punkt angeschaut wird. Wenn du auf einen Gegenstand in der Ferne blickst, sind die Augen parallel zueinander ausgerichtet. Befindet sich der Gegenstand jedoch in der Nähe, müssen die Augen sich nach innen drehen, um das Objekt fokussieren zu können.

Die Fähigkeit, zwischen Nah- und Fernsicht geschmeidig zu wechseln, hilft den Augenmuskeln, sich zu entspannen und Ermüdung zu verhindern. So können die Augen gut zusammenarbeiten und klare Bilder in unterschiedlichen Entfernungen fokussieren. Die Koordination zwischen beiden Augen ist entscheidend für das räumliche Sehen und die Wahrnehmung von Tiefeninformationen, auch bekannt als Stereopsis. Durch regelmäßiges Üben der Nah-fern-Blicksprünge können die Augenmuskeln gestärkt und die Fähigkeit zur Entfernungseinschätzung verbessert werden.

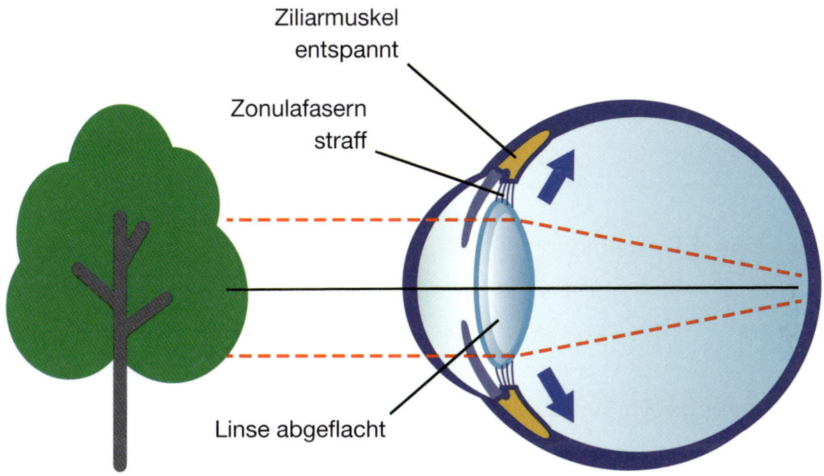

Bei der Fernsicht entspannen sich die Ziliarmuskeln, die Zonulafasern ziehen an der Linse und flachen sie ab, um das entfernte Objekt zu fokussieren.

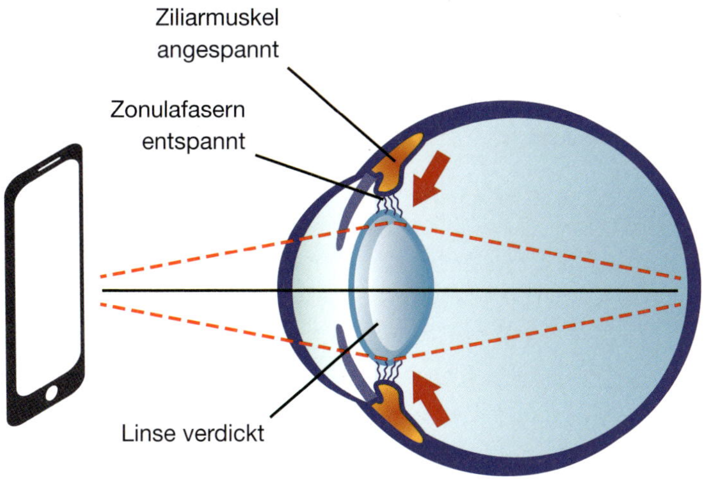

Bei der Nahsicht ziehen sich die Ziliarmuskeln zusammen und die Zonulafasern entspannen sich, sodass sich die Linse verdicken kann, um ein nahes Objekt zu fokussieren.

Tag 11

Augenspiralen vertikal und horizontal

Problem: einseitige Augenbelastung

Du hast deinen Blick immer nur geradeaus auf einen Bildschirm gerichtet? Deine Augen bewegen sich im Alltag kaum noch? Sie fühlen sich angespannt an und drücken?

Blättere auf die Seiten 98 und 99, um dir die Übungsabfolge anzusehen.

Wiederholungen: 10 pro Richtung

Beurteilung: Teste nach der Übung, ob du die Schrift auf der Tafel besser, gleich oder schlechter lesen kannst, und kreuze das Ergebnis an:

☐ besser
☐ gleich
☐ schlechter

Wissen kompakt

Den natürlichen Bewegungsumfang der Augen wiederherstellen

Augenspiralen trainieren Augenfolgebewegungen und können die Genauigkeit und Geschwindigkeit solcher Bewegungsmuster erhöhen. Sie helfen, die Augenmuskulatur auszugleichen, einseitige Belastungen zu reduzieren und die Augen zu entspannen. Im oftmals digital überladenen Alltag wird der natürliche Bewegungsumfang der Augen in alle Richtungen kaum noch ausgenutzt. Werden Muskeln unzureichend beansprucht, vermindert sich die Fähigkeit, diesen natürlichen Bewegungsumfang abzurufen. Die Augenmuskeln verspannen immer mehr, was zu Augenproblemen, Kopfschmerzen und einer schlechteren Sehleistung führen kann. Mit den Augenspiralen übst du, mit deinem Blick sanft und fließend einem bewegten Objekt zu folgen. Das trainiert nicht nur deine Augenmuskulatur und deren Koordination, sondern auch deine visuelle Wahrnehmung und Konzentrationsfähigkeit.

Die vertikale Augenspirale wird durch die seitlichen Augenmuskeln kontrolliert und ermöglicht es, das Blickfeld von links nach rechts zu bewegen. Das trainiert die Vertikalachse und damit die Abduktion und Adduktion der Augen. Die horizontale Spirale wird durch die oberen und unteren Augenmuskeln kontrolliert und ermöglicht es, das Blickfeld nach oben und unten zu bewegen. Das trainiert die horizontale Achse und damit die Elevation (Augenbewegung nach oben) und die Depression (Augenbewegung nach unten).

Gleichmäßige Augenfolgebewegungen sind im Alltag zum Beispiel wichtig für das Lesen oder im Sport. Wenn du dich auf ein bewegtes Objekt konzentrierst, werden Hirnbereiche aktiviert, die für die Verarbeitung von visuellen Informationen und die Koordination von Bewegungen zuständig sind. Diese Bereiche senden Signale an die Augenmuskeln, um eine gleichmäßige Bewegung der Augen zu ermöglichen, die dem bewegten Objekt folgt. Zusätzlich werden Hirnbereiche aktiviert, die für die Verarbeitung von räumlichen Informationen und die Aufrechterhaltung des Gleichgewichts zuständig sind. Dies gelingt nur, weil die drei bewegungssteuernden Systeme (Seite 25/26) zusammenarbeiten. So trainierst du ganz nebenbei auch deine Körperhaltung.

1. **a–f** Stelle dich aufrecht hin. Strecke den rechten Arm nach oben und schaue auf den Zeigefinger. Fixiere die Fingerspitze mit beiden Augen. Achte darauf, dass du mit beiden Augen die Fingerspitze noch klar sehen kannst. Führe nun mit dem Arm langsam eine vertikale spiralförmige Bewegung nach unten aus.

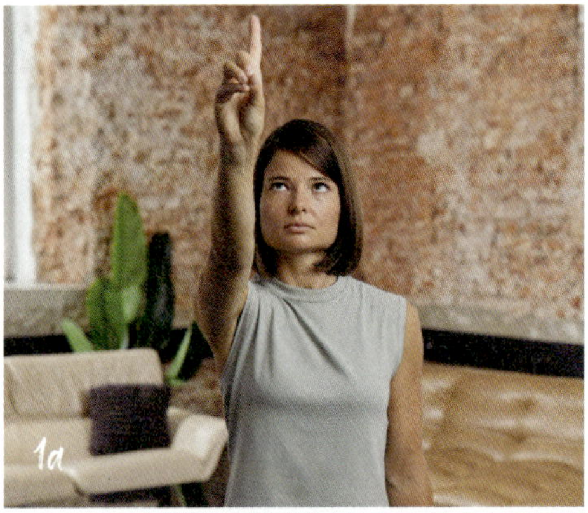
1a

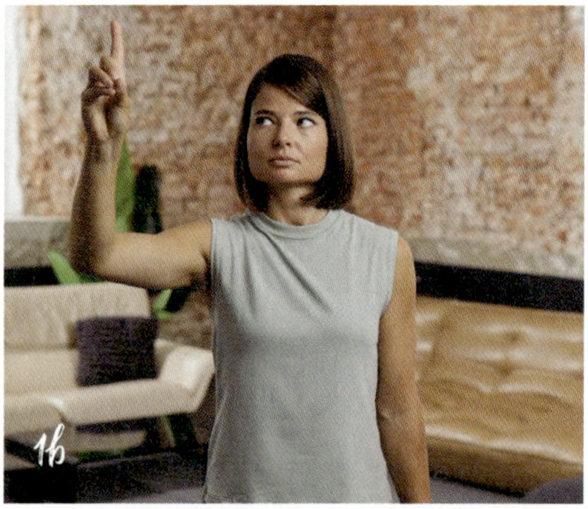
1b

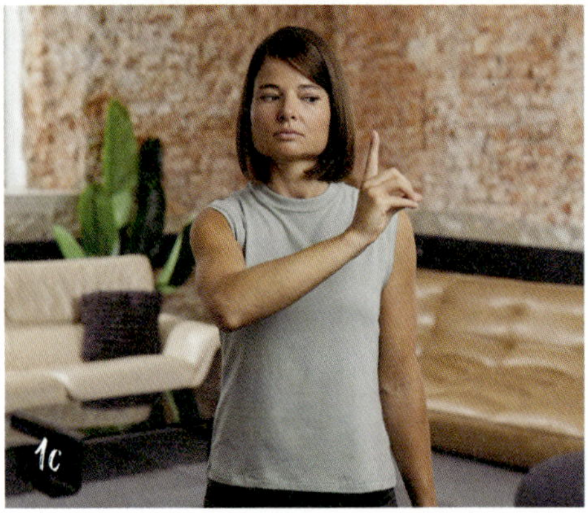
1c

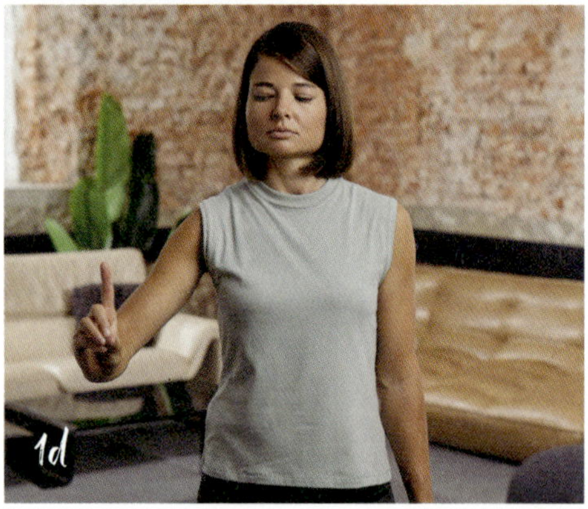
1d

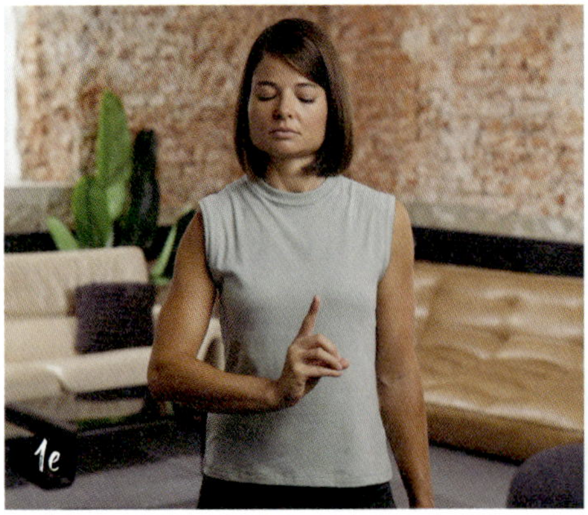
1e

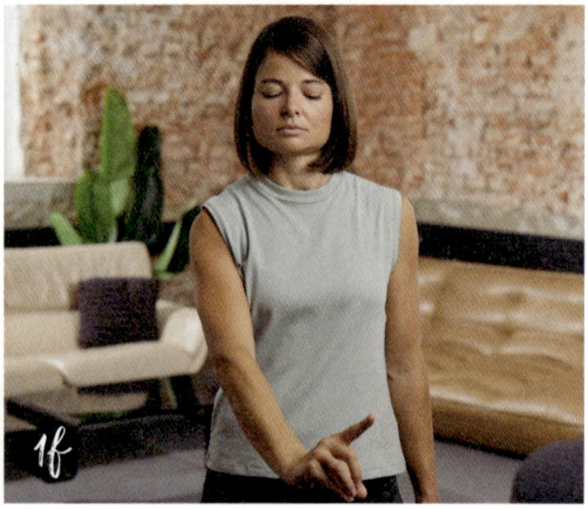
1f

2. **a–f** Wechsle dann die Richtung und führe die Augenspirale in horizontaler Richtung aus, und zwar so, dass die Spirale nach innen immer kleiner wird.

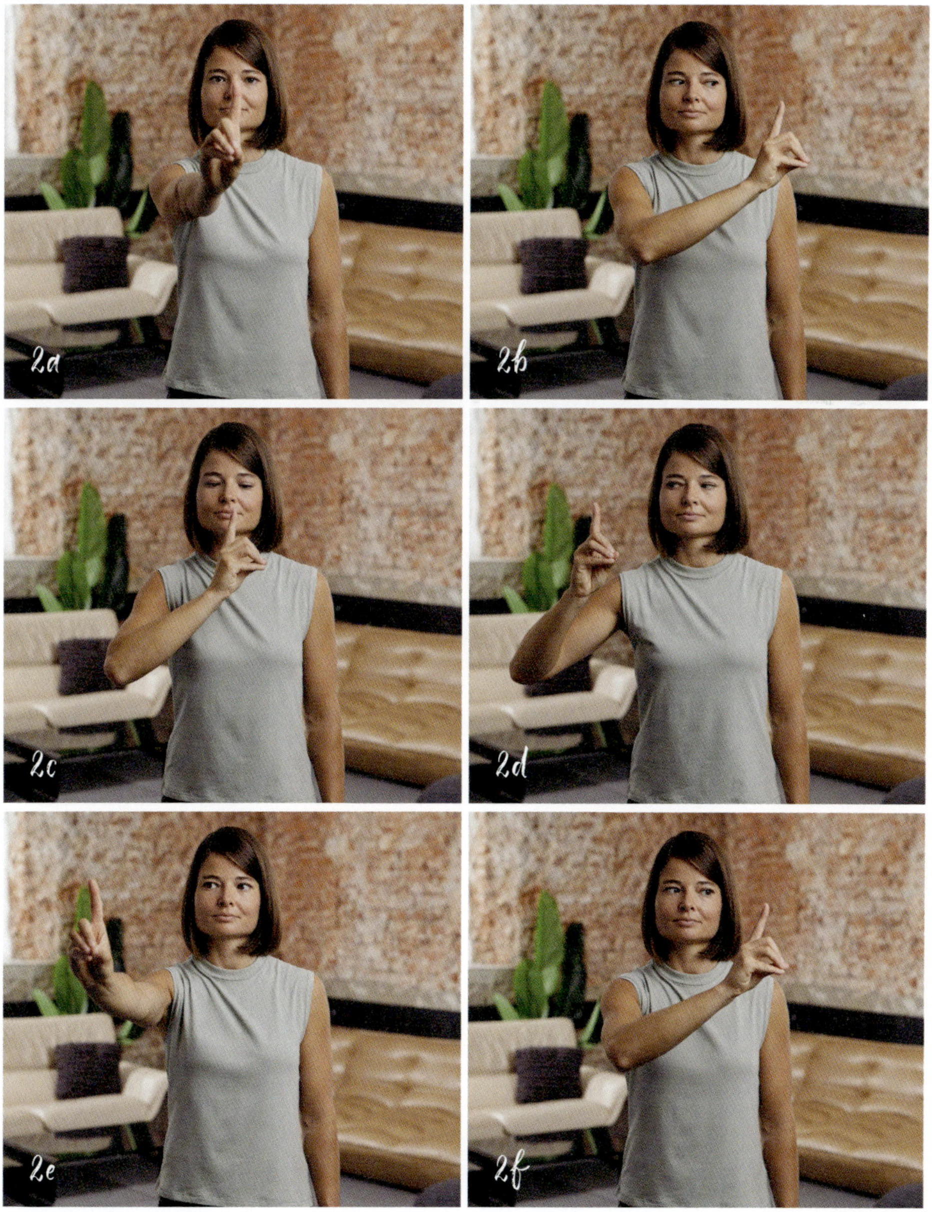

Tag 12

Blicksprünge vertikal, horizontal, diagonal

Problem: springender Blick

Du sitzt vor deinem Laptop und möchtest schnell zwischen Tabs hin- und herwechseln, aber deine Augen scheinen ein Eigenleben zu führen. Sie springen wild umher und du klickst versehentlich den falschen Tab. Solche Blicksprünge können frustrierend sein, selbst bei alltäglichen Aufgaben wie dem Navigieren im Internet.

1. **a–c** Stelle dich aufrecht hin. Strecke die Arme seitlich nach vorn aus, sodass du beide Zeigefinger mit den Augen sehen kannst. Springe mit beiden Augen zum rechten Zeigefinger, ohne den Kopf zu bewegen, danach zum linken Zeigefinger. Die Fingerspitze sollte mit beiden Augen immer klar zu sehen sein.
2. **d–f** Strecke den rechten Arm nach oben und den linken Arm nach unten, sodass du beide Zeigefinger mit den Augen sehen kannst. Springe mit beiden Augen nach oben und dann nach unten auf die Zeigefingerspitze und wieder zurück.
3. **g–i** Strecke den rechten Arm nach oben rechts und den linken Arm nach unten links, sodass du beide Zeigefinger mit beiden Augen sehen kannst. Springe nun mit beiden Augen von einer Zeigefingerspitze zur anderen.
4. **j–l** Strecke den rechten Arm nach unten rechts und den linken Arm nach oben links aus, sodass du beide Zeigefinger mit beiden Augen sehen kannst. Springe nun mit beiden Augen von einer Zeigefingerspitze zur anderen.

Wiederholungen: 10 pro Richtung

Beurteilung: Teste nach der Übung, ob du die Schrift auf der Tafel besser, gleich oder schlechter lesen kannst, und kreuze das Ergebnis an:

- ☐ besser
- ☐ gleich
- ☐ schlechter

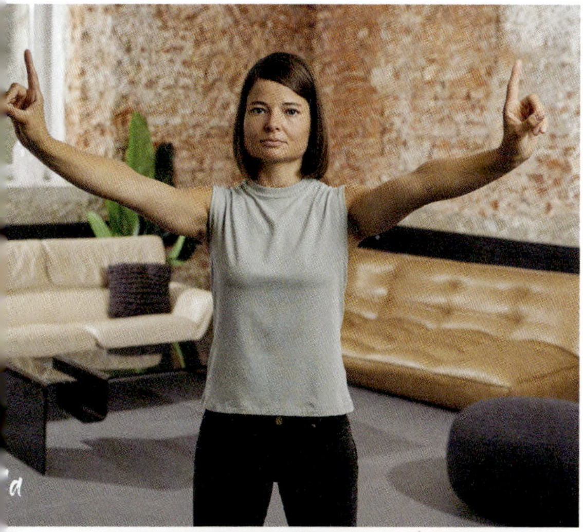

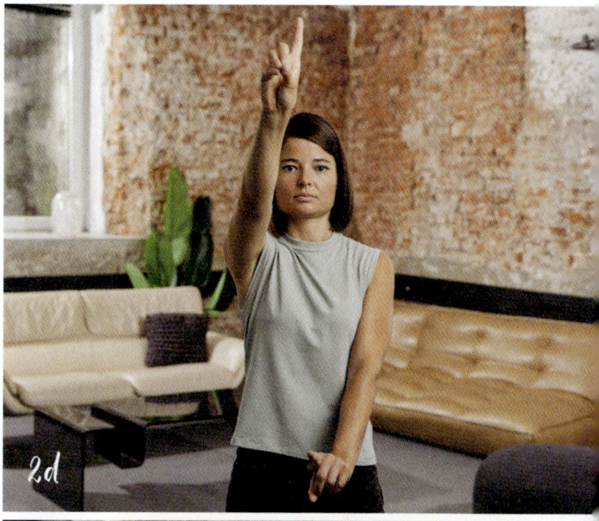

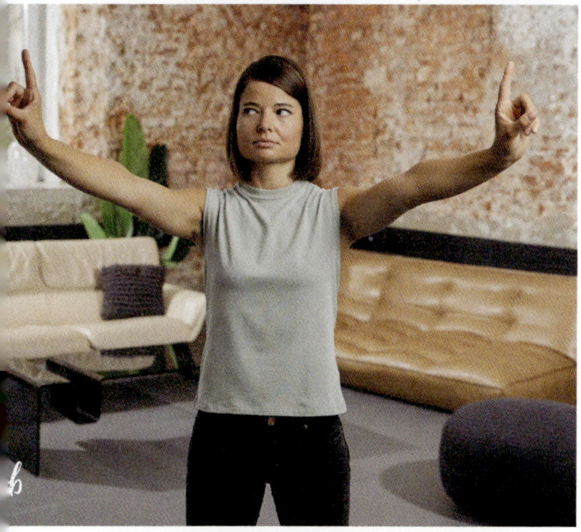

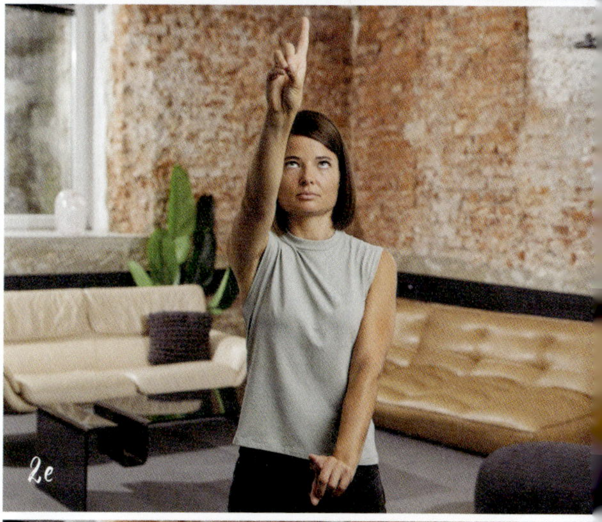

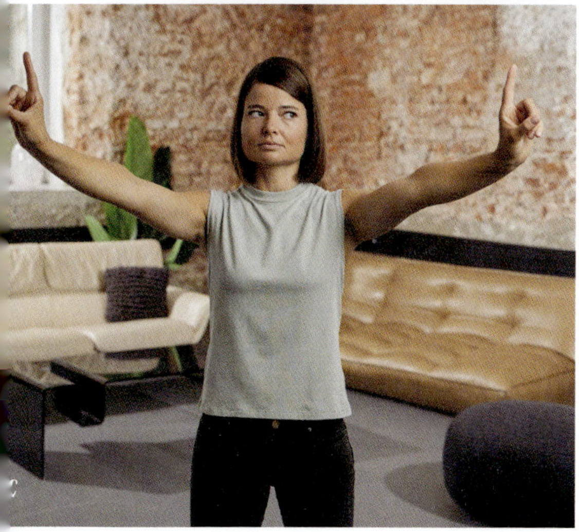

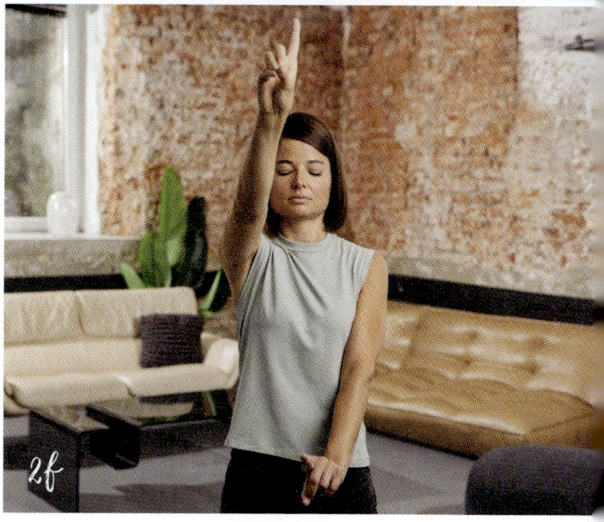

Fortsetzung auf Seite 102

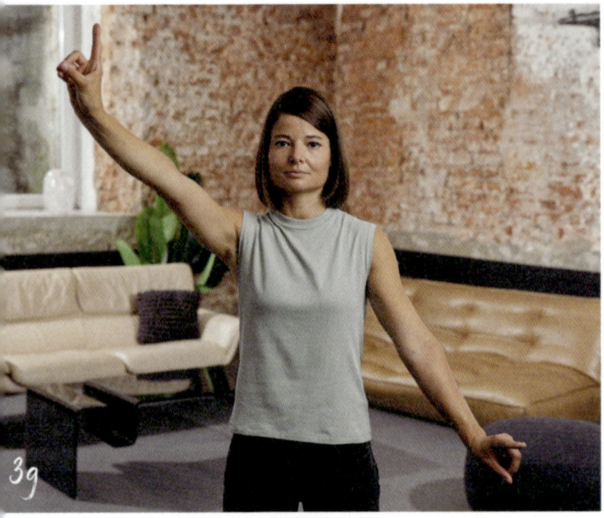

3g

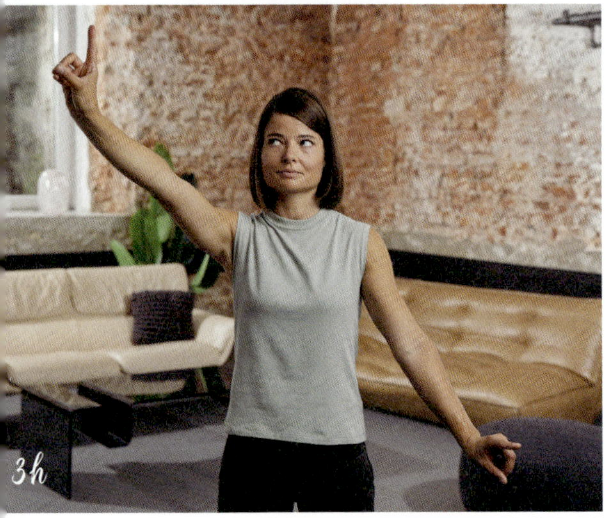

3h

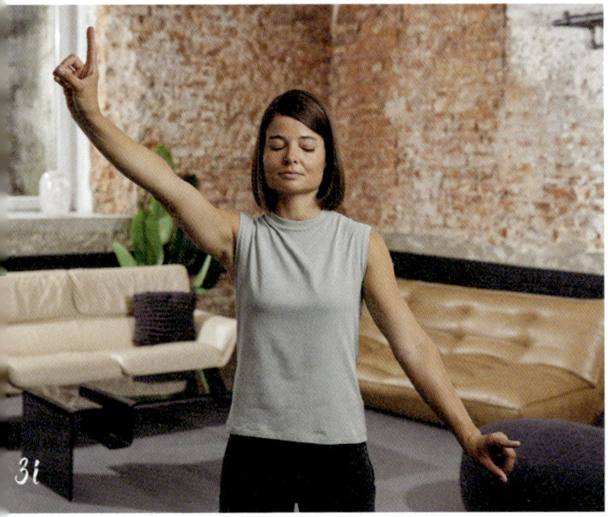

3i

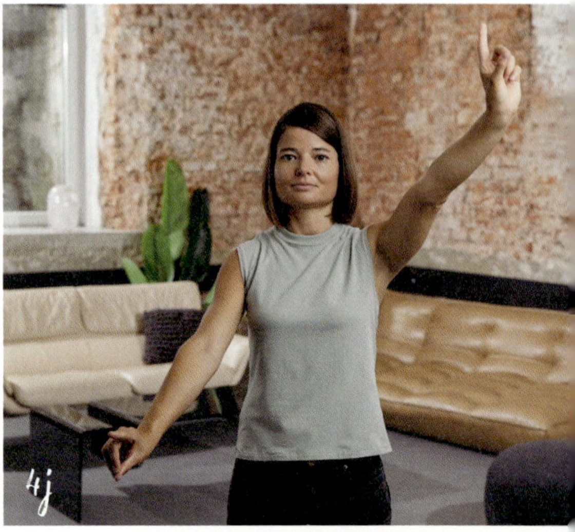

4j

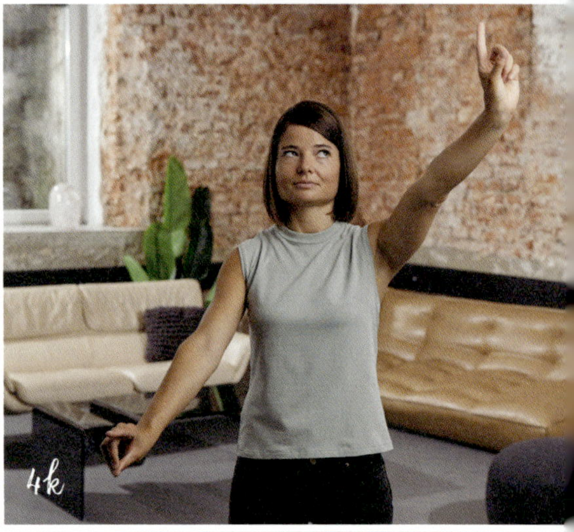

4k

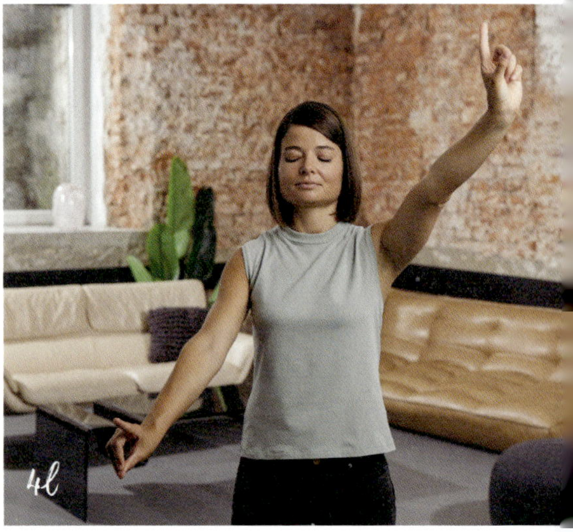

4l

Wissen kompakt

Präzise Augenbewegung durch Blicksprünge

Diese Übung kann die Fähigkeit zu schnellen und präzisen Augenbewegungen zwischen verschiedenen Punkten verbessern. Das ist besonders wichtig beim Lesen oder beim Erfassen von Informationen aus der Umgebung. Die Augen sind erstaunlich beweglich und können sich schnell und sprunghaft in verschiedene Richtungen – vertikal, horizontal oder diagonal – bewegen. Das nennt man Blicksprünge oder Sakkaden. Sie ermöglichen es dir, unterschiedliche Perspektiven der Umgebung wahrzunehmen.

Jede Art von Blicksprung hat ihre eigene spezifische Funktion. Durch vertikale Blicksprünge kann man zum Beispiel zwischen verschiedenen Zeilen in einem Text wechseln, während horizontale Blicksprünge es ermöglichen, die Umgebung abzusuchen. Diagonale Blicksprünge dienen zur schnellen und effektiven Navigation durch die Umgebung. Diese Bewegungen sind nicht kontinuierlich, sondern bestehen aus einer schnellen Bewegung des Auges, gefolgt von einer kurzen Pause, bevor das Auge sich auf einen neuen Punkt fixiert.

Im Gehirn steuert ein Netzwerk von Neuronen diese Augenbewegungen. Der Frontal- und der Parietallappen des Gehirns sind besonders wichtig für die Steuerung von Blicksprüngen. Der Frontallappen ist für die Planung und Ausführung von Bewegungen verantwortlich, während der Parietallappen für die Integration von sensorischen Informationen verantwortlich ist. So werden Sakkaden präzise und effektiv ausgeführt. Sakkaden werden zudem besonders im Kleinhirn verarbeitet, dem Bereich im Gehirn, der für die Genauigkeit der Bewegung, das Aufrechterhalten des Gleichgewichts und die Koordination von Bewegungsabläufen zuständig ist. Zudem erfolgt hier eine ständige Fehlerkorrektur. Es wird also überprüft, ob du mit beiden Augen zum nächsten Punkt gesprungen bist und diesen auch klar sehen kannst oder nicht. Gegebenenfalls wird dein Gehirn noch mal nachkorrigieren und die Position der Augen anpassen. Durch das Trainieren der Sakkaden kann ein positiver Effekt auf die Reaktionsfähigkeit, die Konzentration und die Entscheidungsfindung erzielt werden.

Tag 13
Fokussierung

Problem: wandernde Augen und fehlender Fokus

Du sitzt im Büro und versuchst, dich auf deine Arbeit zu konzentrieren. Doch deine Augen schweifen ständig umher, springen von einer Sache zur nächsten und lenken dich ab. Es ist, als würden sie alles außer deinen Laptop-Bildschirm erkunden. Konzentration fällt dadurch entsprechend schwer.

Stelle dich aufrecht hin. Halte den Arm gebeugt vor dem Körper und schaue auf den Zeigefinger. Fixiere die Fingerspitze mit beiden Augen. Halte den Arm nur so weit vom Körper entfernt, dass du mit beiden Augen die Fingerspitze scharf sehen kannst. Fokussiere nur diesen Punkt und springe mit den Augen nicht hin und her.

Haltedauer: 30 Sekunden

Beurteilung: Teste nach der Übung, ob du die Schrift auf der Tafel besser, gleich oder schlechter lesen kannst, und kreuze das Ergebnis an:

☐ besser
☐ gleich
☐ schlechter

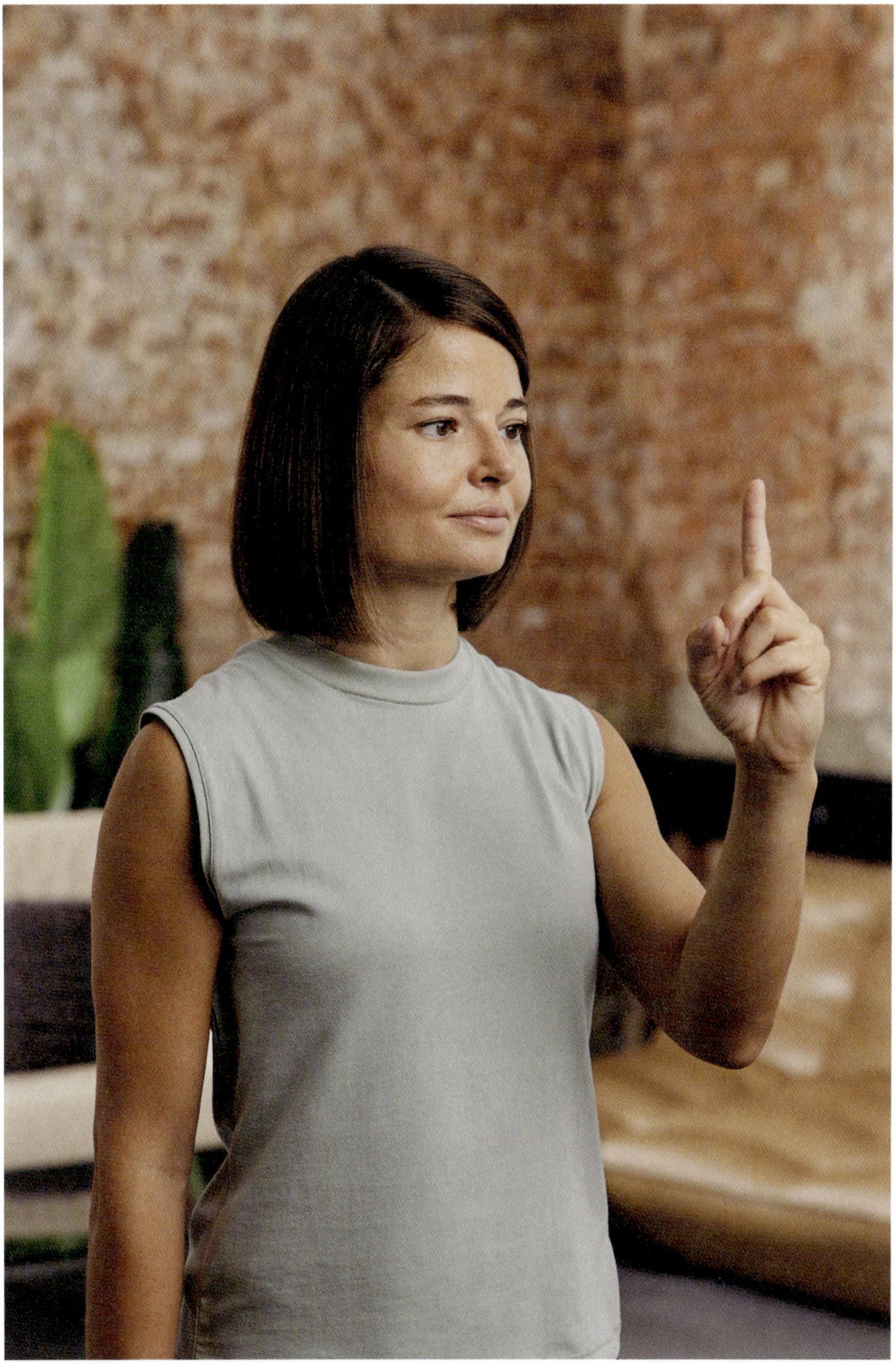

Wissen kompakt

Foveales Sehen für mehr Fokussierung

Diese Übung kann die Fokussierung auf wichtige visuelle Informationen erhöhen und die visuelle Aufmerksamkeit insgesamt verbessern. Dies kann sich positiv auf die allgemeine kognitive Leistungsfähigkeit auswirken.

Durch die Konzentration auf die Fingerspitze kann das zentrale Sehen, auch foveales Sehen genannt, gefördert werden. Es bezieht sich auf die Fähigkeit des menschlichen Auges, ein klares und detailliertes Bild zu erfassen, wenn es direkt ein Objekt oder eine Stelle in der Umgebung fokussiert. Es ist besonders wichtig bei Aktivitäten, die eine hohe Präzision erfordern, also beim Lesen, Schreiben und Arbeiten am Computer, dem Lesen von kleiner Schrift, dem Erkennen von Gesichtern oder dem Betrachten von Kunstwerken oder Tabellen. Durch das Training deiner Fokussierungsfähigkeit kannst du auch deine Produktivität und Effizienz verbessern.

Der Begriff »foveales Sehen« stammt von der Fovea, einem Bereich der Netzhaut, der etwa 1,5 Millimeter breit ist und sich im hinteren Teil des Auges befindet. Die Fovea ist der Ort des schärfsten Sehens im Auge und enthält eine hohe Konzentration von Fotorezeptoren. Das sind Zellen, die Licht absorbieren und elektrische Signale an das Gehirn senden, um ein Bild zu erzeugen. Wenn du ein Objekt fokussierst, richtet sich das Licht genau auf die Fovea und produziert ein klares Bild. Dieses Bild wird vom Gehirn verarbeitet und interpretiert, damit du Details und Feinheiten in deiner Umgebung wahrnehmen kannst. Das Gehirn verarbeitet diese Informationen sehr genau und konzentriert sich auf das, was du gerade siehst. So kannst du dich auf die Aufgabe konzentrieren und Details erkennen. Das foveale Sehen ist also entscheidend für die Fokussierung und Konzentration, da es dir ermöglicht, die relevanten Informationen zu filtern und den Rest des Sichtfelds vorübergehend auszublenden. Es ist wie ein Spotlight, das deine Aufmerksamkeit genau dorthin lenkt, wo du sie brauchst.

Die Makula ist ein Bereich in der Mitte der Netzhaut, in der sich die Fovea befindet. Sie ist für das zentrale Sehen verantwortlich und spielt eine entscheidende Rolle beim Lesen, Erkennen von Gesichtern und bei anderen Aktivitäten, die eine hohe visuelle Genauigkeit erfordern. Während dir das zentrale Sehen detaillierte Informationen über Objekte gibt, kannst du durch das periphere Sehen Bewegungen und Veränderungen in der Umgebung erkennen. Du kannst diese Übung also idealerweise immer vor einer Aufgabe machen, die von dir viel Konzentration abverlangt. Mit der Zeit kannst du die Intensität über die Länge steigern, also statt 30 Sekunden bis zu zwei Minuten den Punkt fixieren.

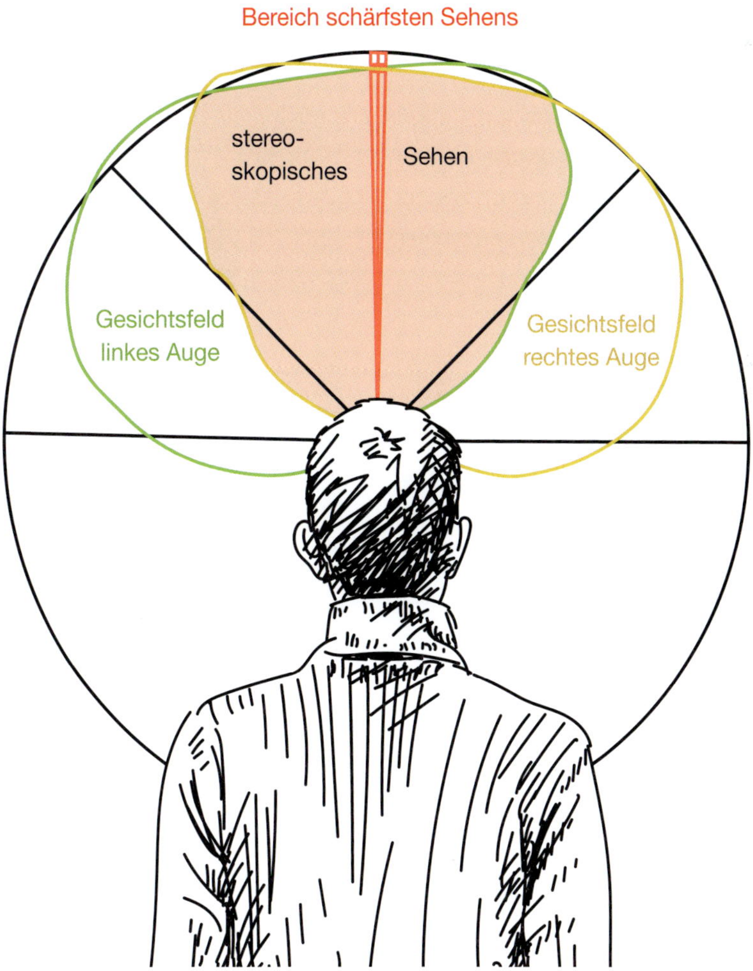

Das zentrale Sichtfeld ermöglicht klare Details, während das periphere Sichtfeld Bewegungen und die Umgebung wahrnimmt.

Tag 14
Defokussierung

Problem: Augenüberlastung

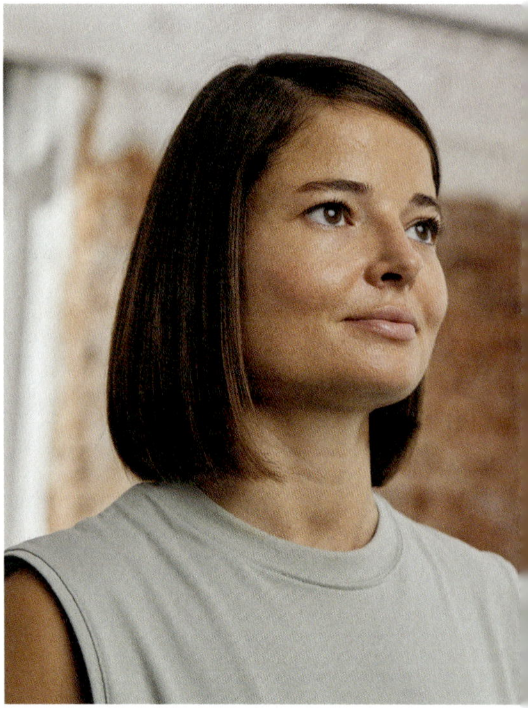

Du fährst lange Auto und konzentrierst dich ausschließlich auf die Straße vor dir. Deine Augen ermüden und du fühlst dich zunehmend müde. Oder du liest ein Buch und konzentrierst dich stark auf den Text. Nach einer Weile werden die Buchstaben unscharf und du kannst dich kaum noch auf den Text konzentrieren.

Stelle dich aufrecht hin. Suche dir idealerweise einen weit entfernten Punkt, indem du zum Beispiel aus dem Fenster schaust. Konzentriere dich auf den Punkt in der Ferne und versuche, deine Augenmuskeln zu entspannen, während du den Blick weit über das Objekt hinausschweifen lässt.

Haltedauer: 30 Sekunden

Beurteilung: Teste nach der Übung, ob du die Schrift auf der Tafel besser, gleich oder schlechter lesen kannst, und kreuze das Ergebnis an:

- ☐ besser
- ☐ gleich
- ☐ schlechter

Wissen kompakt

Die Peripherie im Blick behalten

Das periphere Sehen erlaubt dir, Objekte und Ereignisse wahrzunehmen, die sich außerhalb des zentralen Sichtfelds, also in dessen Umgebung oder an seinem Rand befinden. Obwohl das zentrale Sehen für die meisten Alltagstätigkeiten wie Lesen, Autofahren und Arbeiten am Computer am wichtigsten ist, spielt das periphere Sehen eine wichtige Rolle bei der Orientierung und bei der Wahrnehmung von Bewegungen oder Veränderungen in der Umgebung.

Das periphere Sehen wird anders als das zentrale Sehen nicht durch die Makula, sondern durch den Bereich um die Makula herum ermöglicht. Es hat eine viel niedrigere Auflösung und ist weniger empfindlich als das zentrale Sehen. Dies liegt daran, dass die Fotorezeptoren in der Peripherie des Auges weniger dicht angeordnet sind und weniger Licht einfangen können. Dennoch liefert das periphere Sehen wichtige Informationen. Durch dieses kannst du Hindernisse erkennen und vermeiden, selbst wenn du dich auf eine andere Aufgabe konzentrierst. Wenn du zum Beispiel spazieren gehst, schaust du nicht die ganze Zeit auf den Boden, erkennst aber dennoch trotz geradeaus gerichtetem Blick, wenn vor dir eine Pfütze ist. Je eingeschränkter das periphere Sehen ist, umso mehr musst du deine Umgebung überprüfen. Das führt auch dazu, dass der Blick immer wieder zum Boden gerichtet wird.

Tag 15
Troxler-Effekt

Problem: Doppelbilder

Du schaust auf einen bestimmten Punkt, zum Beispiel beim Lesen eines Buches, beim Betrachten eines Bildes, beim Blick auf die Rücklichter des vor dir fahrenden Autos oder beim Konzentrieren auf deinen Computerbildschirm. Doch statt eines klaren, scharfen Bildes scheint sich dieser Punkt zu teilen. Die Konturen verschwimmen und du siehst eine Art Doppelbild – zwei leicht verschobene Versionen des gleichen Objekts.

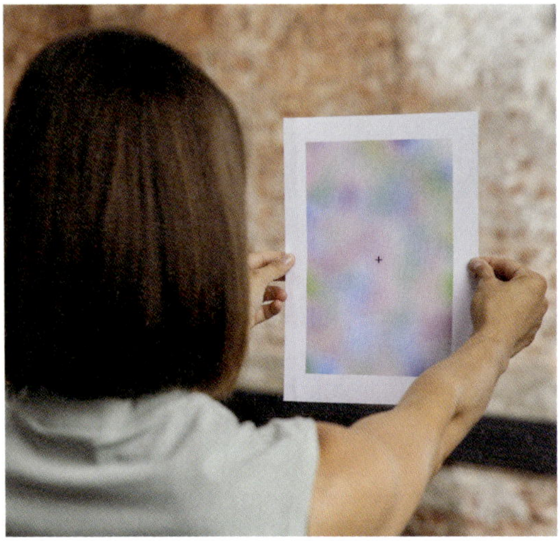

Stelle dich aufrecht hin, nimm das Buch zur Hand und halte es mit gestreckten Armen vor dir, sodass du das Bild anschauen kannst. Fixiere das Kreuz in der Mitte. Schaue so lange auf das Kreuz, bis die Fläche um das Kreuz herum einfarbig erscheint. Bei Bedarf kannst du den Abstand zum Bild anpassen.

Haltedauer: mindestens 20 Sekunden

Beurteilung: Teste nach der Übung, ob du die Schrift auf der Tafel besser, gleich oder schlechter lesen kannst, und kreuze das Ergebnis an:

- ☐ besser
- ☐ gleich
- ☐ schlechter

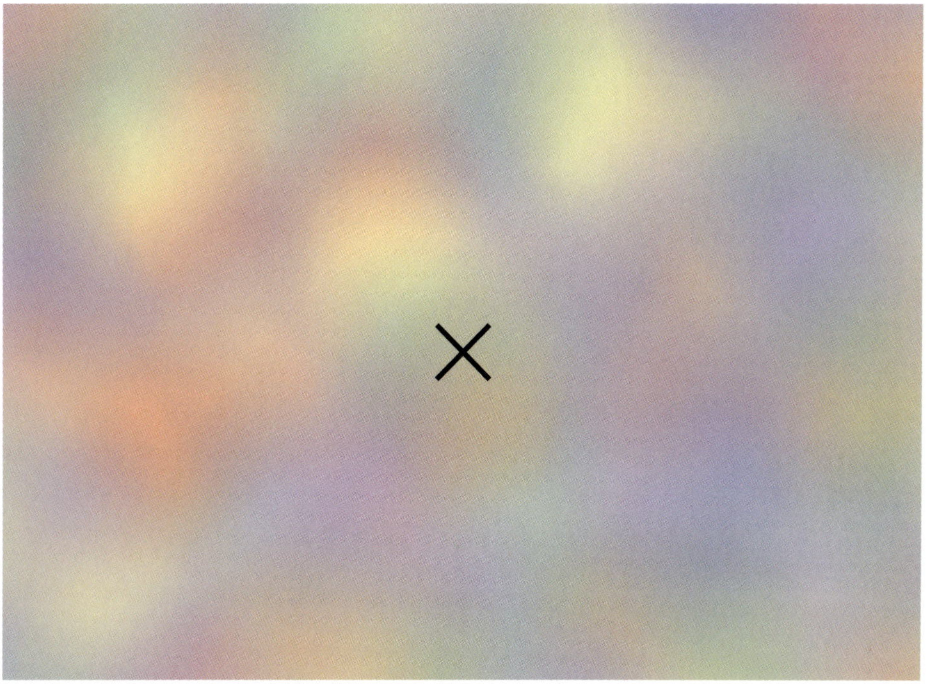

Wissen kompakt

Stabiler Blick dank Troxler-Effekt

Der Troxler-Effekt wurde erstmals im Jahr 1804 von Ignaz Paul Vital Troxler als visuelles Phänomen beschrieben, bei dem unbewegte periphere Objekte allmählich aus dem Blickfeld »verschwinden«, während man den Blick auf einen zentralen Punkt richtet. Dies kann dazu führen, dass Farben verschwinden oder sich verändern, je nach den Eigenschaften des fixierten Objekts und der Umgebung herum. Dieser Effekt basiert auf der Fähigkeit des Gehirns, sich an wiederholte Reize anzupassen. Er kann die Blickstabilität stärken und die Fähigkeit des Gehirns zur Wahrnehmung und Verarbeitung von Informationen im peripheren Sichtfeld verbessern. Das Training dieses Effekts ist besonders nützlich für Aktivitäten, die ein gutes peripheres Sehen erfordern, wie beispielsweise in Sportarten und Situationen, in denen die Aufmerksamkeit und das Situationsbewusstsein entscheidend sind.

Im Marketing, auf Websites und Spielen beispielsweise wird der Effekt bewusst eingesetzt, um die Aufmerksamkeit des Betrachters auf bestimmte Elemente zu lenken.

Tag 16
Zwinkern

Problem: trockene Augen

Nach einem langen Arbeitstag am Computerbildschirm oder nach stundenlangem Scrollen am Smartphone beginnen deine Augen plötzlich zu brennen und fühlen sich trocken an, als ob Sand darin wäre.

a+b Stelle dich aufrecht hin und zwinkere mit den Augen, so schnell du kannst.

Dauer: 30 Sekunden

Beurteilung: Teste nach der Übung, ob du die Schrift auf der Tafel besser, gleich oder schlechter lesen kannst, und kreuze das Ergebnis an:

☐ besser
☐ gleich
☐ schlechter

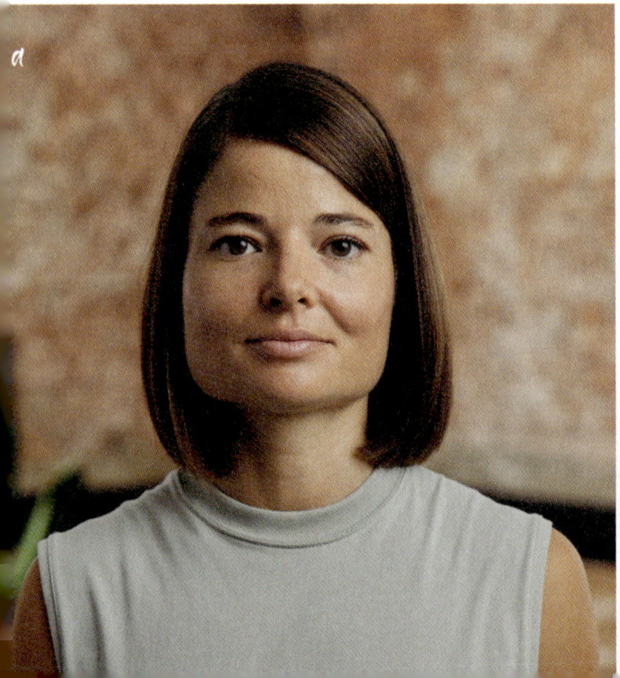

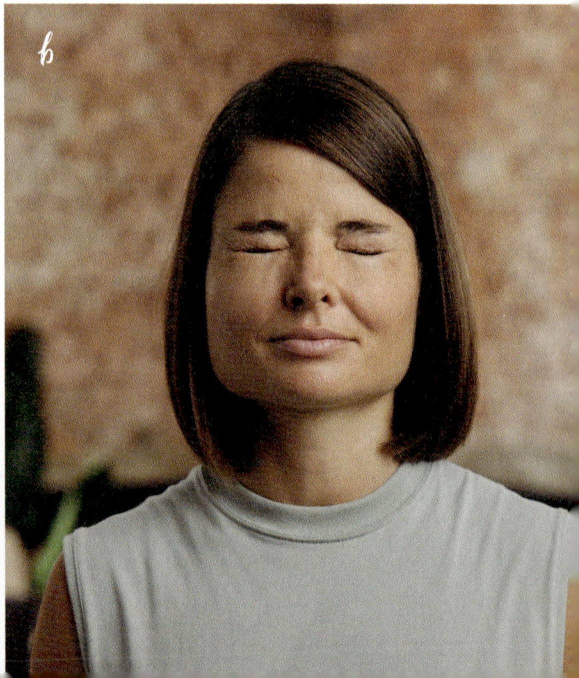

Wissen kompakt

Zwinker, zwinker!

Die Lösung für dieses unangenehme Problem liegt buchstäblich in deinem Augenzwinkern. Ja, du hast richtig gelesen – im Zwinkern! Wenn du regelmäßig und bewusst zwinkerst, versorgst du deine Augen mit einer frischen Schicht Tränenflüssigkeit. Es ist wie eine erfrischende Dusche für deine Augen, die sie mit Feuchtigkeit versorgt und sie vor dem Austrocknen bewahrt.

Der Lidschluss und die Produktion der Tränenflüssigkeit in den Tränendrüsen sind zwei wichtige Funktionen des menschlichen Auges. Der Lidschluss schützt das Auge vor Fremdkörpern und Austrocknung. Er ist ein natürlicher Reflex des Körpers auf potenzielle Schäden an den Augen. Durch das Schließen der Lider werden Fremdkörper wie Staub oder Insekten vom Auge ferngehalten. Es schützt auch vor trockenen Augen, indem es die Verdunstung der Tränenflüssigkeit reduziert. Die Tränendrüsen produzieren Tränenflüssigkeit, die sich auf der Augenoberfläche verteilt und als Schmiermittel dient. Die Tränenflüssigkeit enthält zusätzlich Enzyme, die Bakterien und Viren bekämpfen und Verletzungen des Auges heilen können. Wenn das Auge gereizt oder verletzt wird, wird die Produktion von Tränenflüssigkeit erhöht, um das Auge zu reinigen und zu befeuchten.

Der Lidschlussreflex ist ein Schutzmechanismus des Auges und damit ein sogenannter Fremdreflex, den du nicht bewusst auslösen musst. Dadurch werden im Durchschnitt 10- bis 15-mal pro Minute die Augenlieder geschlossen und wieder geöffnet. Du kannst diese Bewegung aber auch bewusst ausführen, wie in der Übung, und damit die positiven Effekte des Blinzelns gezielt nutzen. Dabei wird die visuelle Wahrnehmung für einen Bruchteil einer Sekunde unterbrochen. Deinen eigenen Lidschlag nimmst du jedoch nur selten bewusst wahr. Das ist der Unterschied zwischen dem Lidschlussreflex und dem bewussten Zwinkern.

Tag 17

Linienlabyrinth

Problem: wenig Augenbeweglichkeit

Mit jedem Geburtstag scheint es, als würden deine Augen weniger Beweglichkeit besitzen. Statt sie in alle Richtungen zu bewegen, drehst du einfach deinen Kopf, um das zu sehen, was du möchtest. Immer wieder fühlen sie sich steif und unbeweglich an.

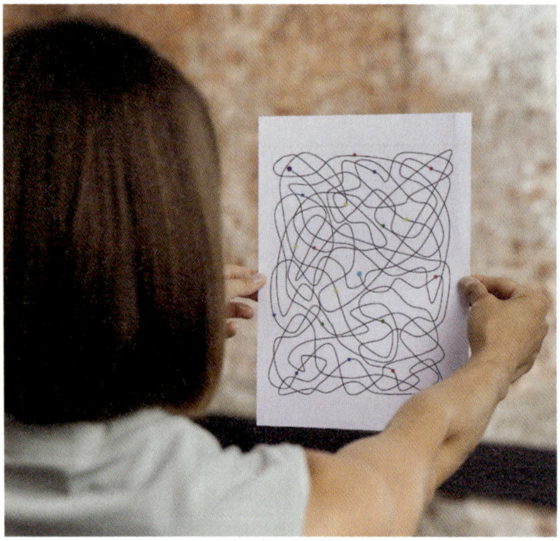

Stelle dich aufrecht hin, nimm das Buch zur Hand und halte es mit gestreckten Armen vor dir, sodass du das Linienlabyrinth anschauen kannst. Starte mit dem violetten Punkt oben links und folge dann den Linien mit den Augen, ohne Zuhilfenahme der Finger. Achte darauf, dass du nicht den Kopf bewegst.

Beurteilung: Teste nach der Übung, ob du die Schrift auf der Tafel besser, gleich oder schlechter lesen kannst, und kreuze das Ergebnis an:

☐ besser
☐ gleich
☐ schlechter

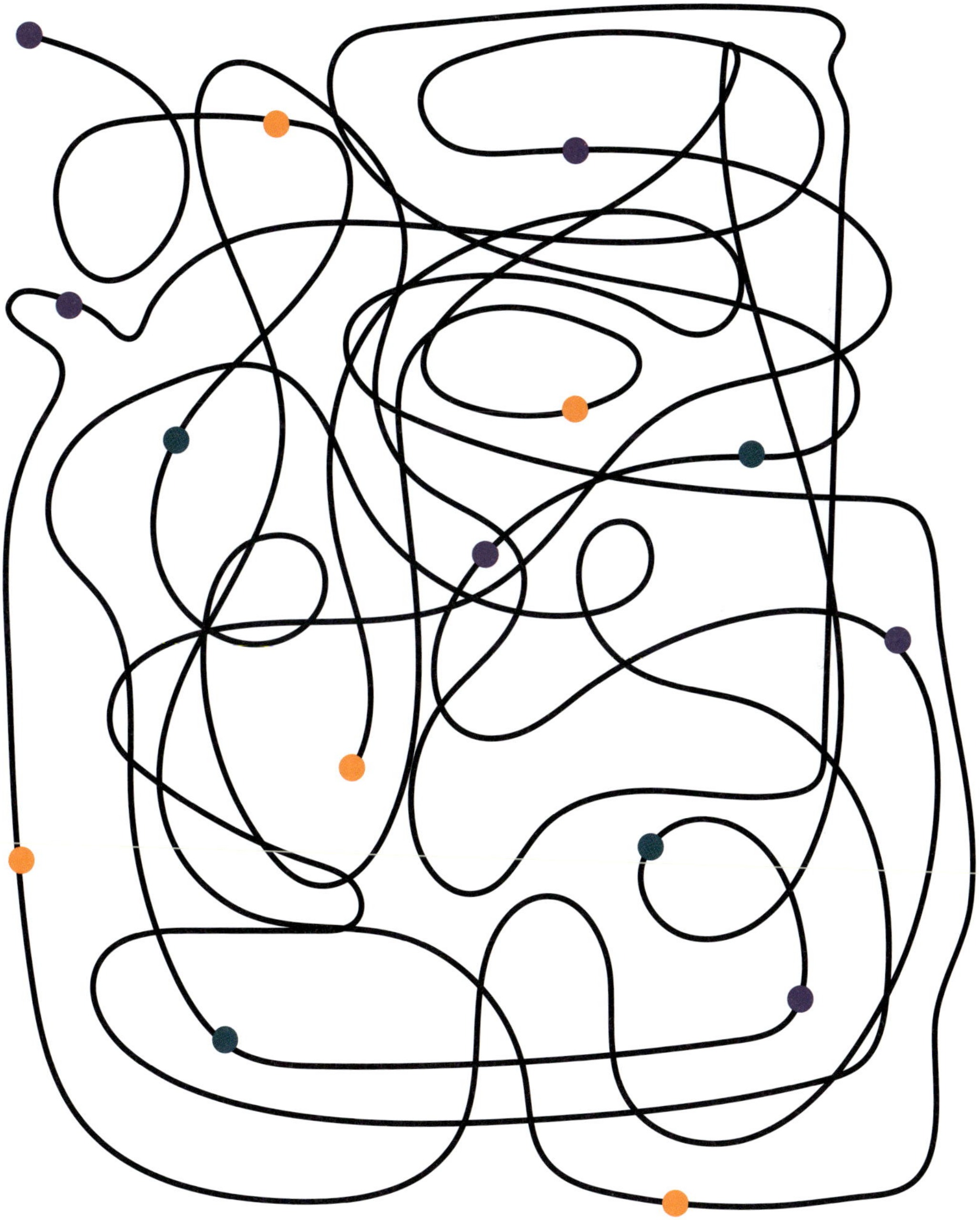

Wissen kompakt

Augentanz durchs Labyrinth

Diese Übung trainiert deine Okulomotorik, also deine Augenbewegungen. Sie werden dadurch komfortabler und koordinierter. Das kann auch die Ermüdung der Augen verringern. Die Blickmotorik oder Augenmotorik, wie die Okulomotorik auch heißt, ist die Fähigkeit der Augen, die Aufmerksamkeit gezielt auf verschiedene Objekte oder Punkte zu richten. Das ist wie ein Tanz für deine Augen. Dabei arbeiten alle sechs äußeren Augenmuskeln zusammen, um präzise Bewegungen zu ermöglichen. Durch die Blickmotorik kannst du deine Augen in alle Richtungen bewegen, um die Umgebung wahrzunehmen.

Mit dem Linienlabyrinth trainierst du die Augenmuskeln in vollem Bewegungsumfang. Zusätzlich steuerst du gezielt deine visuelle Aufmerksamkeit. Die Blickmotorik wird bei dieser Übung auf verschiedene Weise trainiert. Die Augen müssen präzise und schnell zwischen den verschiedenen Linien hin- und herbewegt werden, um den Weg durch das Labyrinth zu finden. Dadurch wird die Geschwindigkeit und Genauigkeit der Augenbewegungen verbessert. Beim Verfolgen der Linien müssen die Augen immer wieder bestimmte Punkte fixieren, um den Weg zu erkennen und zu planen. Das Üben der Blickfixation hilft, die visuelle Aufmerksamkeit zu schulen und die Konzentration zu verbessern.

Die Übung erfordert eine gute Kontrolle der Blickbewegungen, um nicht versehentlich von den Linien abzukommen oder sich zu verirren. Diese gezielte Kontrolle der Blickbewegungen ist wichtig, um visuellen Stress zu reduzieren und das Sehen insgesamt zu verbessern. Dies kann sich positiv auf die Geschwindigkeit und Genauigkeit des Lesens, die visuelle Wahrnehmung und die Fähigkeit, sich auf visuelle Aufgaben zu konzentrieren, auswirken.

Tag 18
VOR horizontal, vertikal, diagonal

Problem: unbeweglich im Schulter-Nacken-Bereich

Du möchtest deinen Blick in verschiedene Richtungen lenken, nach links, nach rechts, nach oben und unten. Du drehst deinen Kopf, aber statt einer sanften und mühelosen Bewegung fühlst du eine unangenehme Spannung im Nacken. Es ist, als würde dein Nacken gegen jede Bewegung protestieren, und selbst bei den kleinsten Drehungen spürst du, wie die Spannung sich bis in deinen Kopf zieht. Es ist unangenehm, auch weil du dich nicht frei bewegen kannst.

Blättere auf die Seiten 118 und 119, um dir die Übungsabfolge anzusehen. Stelle dich aufrecht hin. Strecke einen Arm auf Schulterhöhe nach vorn und schaue auf den Zeigefinger. Fixiere mit beiden Augen die Fingerspitze. Achte darauf, dass du mit beiden Augen die Fingerspitze klar sehen kannst. Während die Augen auf der Fingerspitze bleiben, bewegst du den Kopf in die folgenden Richtungen:

a–d Mitte – oben rechts – oben Mitte – oben links
e–h Mitte – rechts – Mitte – links
i–l Mitte – unten rechts – unten Mitte – unten links

Wiederholungen: 10 pro Position, dazwischen immer wieder zur Mitte zurückkommen

Beurteilung: Teste nach der Übung, ob du die Schrift auf der Tafel besser, gleich oder schlechter lesen kannst, und kreuze das Ergebnis an:

- ☐ besser
- ☐ gleich
- ☐ schlechter

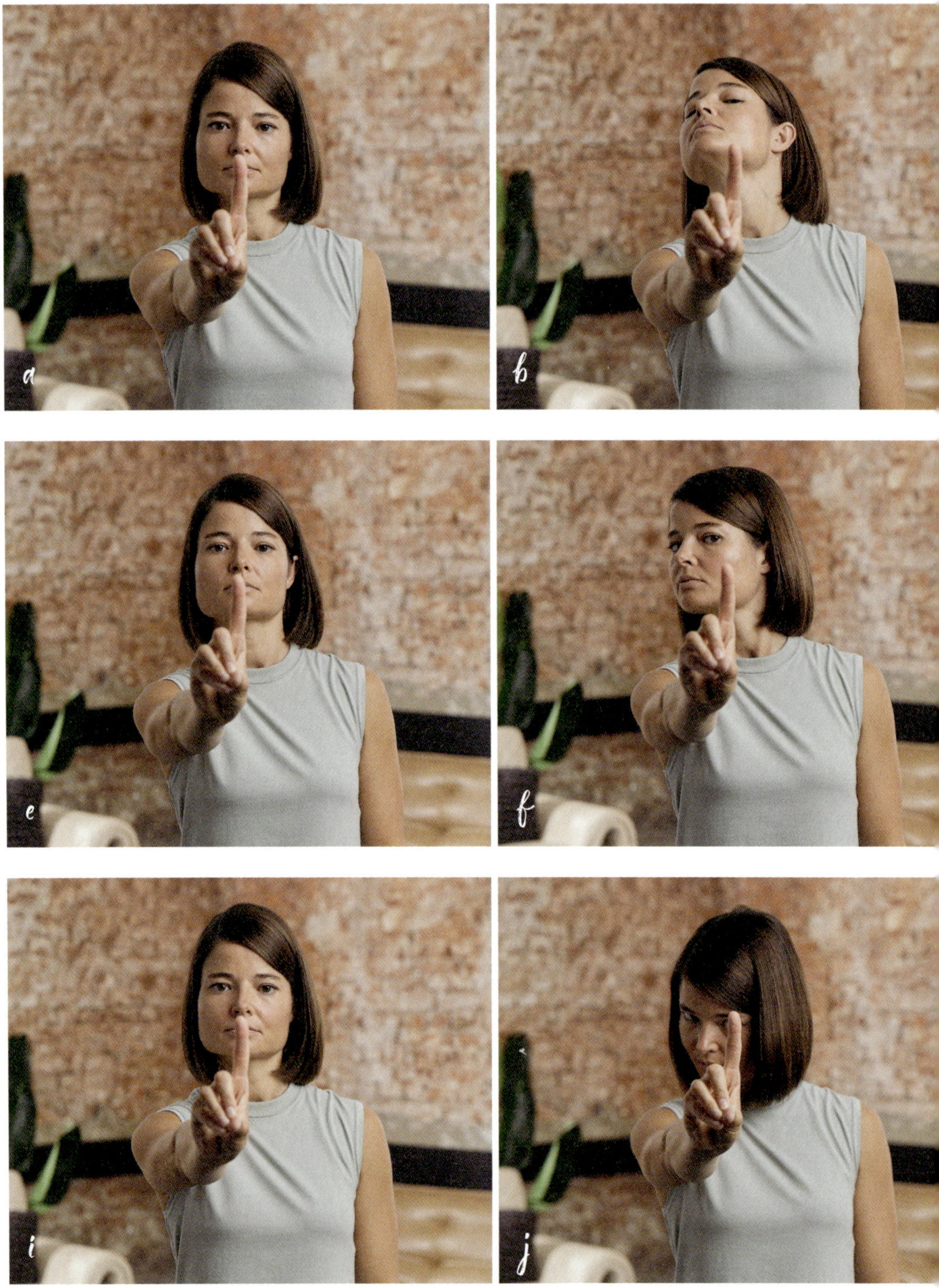
a
b
e
f
i
j

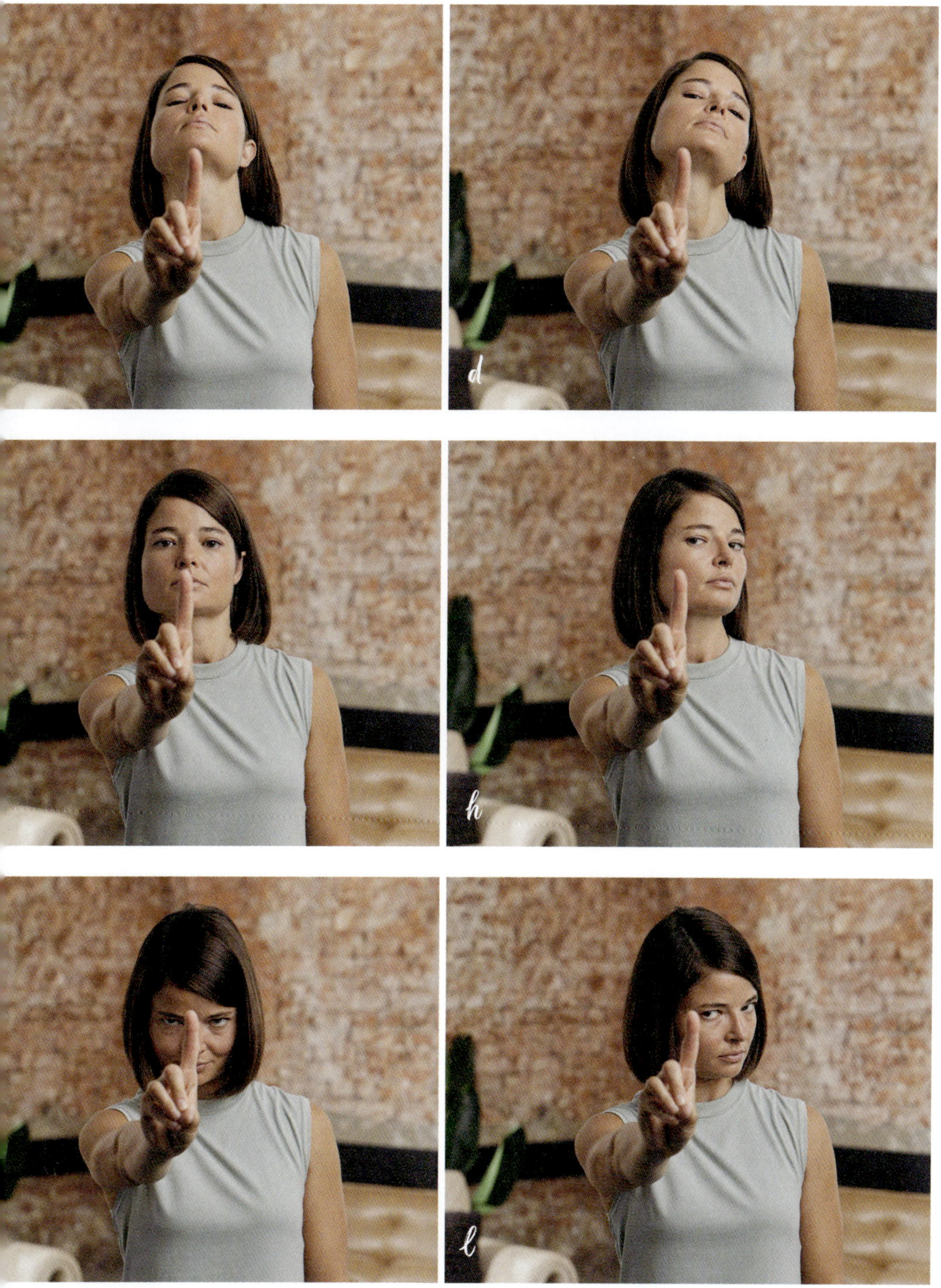
d
h
l

Wissen kompakt

Immer schön im Gleichgewicht bleiben

Diese Übung trainiert den vestibulookulären Reflex, der dir hilft, das Gleichgewicht zu halten. Dabei stabilisiert er die Augen, während du deinen Kopf bewegst. Diese Übung wirkt nicht nur gegen Verspannungen im Schulter-Nacken-Bereich, sondern trainiert auch deinen Gleichgewichtssinn. Das Gleichgewichtssystem ist ein komplexes Netzwerk von Sensoren, durch das du dich aufrecht halten kannst und das dich vor Stürzen schützt. Die Augen spielen eine wichtige Rolle bei der Aufrechterhaltung des Gleichgewichts, indem sie Informationen über die Umgebung und die Position des Körpers bereitstellen.

Im Innenohr befindet sich das Gleichgewichtsorgan, das auch Vestibularorgan genannt wird. Es erkennt jede Bewegung oder Beschleunigung des Kopfes. Bei deiner Kopfbewegung in die unterschiedlichen Richtungen werden winzige Sinneszellen in diesem Organ aktiviert und Signale an das Gehirn gesendet. Das Gehirn verarbeitet diese Signale und sendet gleichzeitig Nervenimpulse an die Augenmuskeln. Nun kommt der vestibulookuläre Reflex ins Spiel: Er sorgt dafür, dass die Augen in entgegengesetzter Richtung zur Kopfbewegung bewegt werden. Dreht sich der Kopf beispielsweise nach rechts, bewegen sich die Augen automatisch nach links. Dieser reflexartige Augenbewegungsausgleich sorgt dafür, dass der Blick stabil bleibt und du weiterhin klar sehen kannst, während sich der Kopf bewegt. Das kannst du dir wie einen kraftvollen »Kamera-Stabilisator« für die Augen vorstellen. Der Reflex ermöglicht es dir, dich sicher und klar zu orientieren, auch wenn du dich schnell bewegst oder den Kopf wendest.

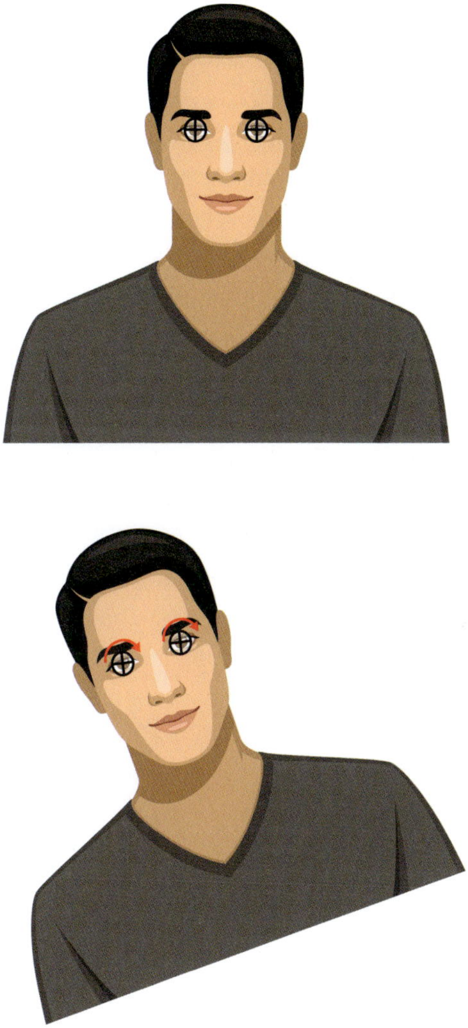

Der vestibulookuläre Reflex (VOR) ist ein Hirnstammreflex, der eine stabile visuelle Wahrnehmung bei unerwarteten Kopfbewegungen ermöglicht.

Tag 19

Aufheben des vestibulookulären Reflexes

Problem: Schulterblick ist nicht möglich

Du sitzt am Steuer deines Autos und möchtest über die Schulter schauen, um sicher die Spur zu wechseln. Aber sofort spürst du eine massive Einschränkung bei dieser Bewegung. Es fühlt sich an, als ob alles blockiert ist, und jeder Versuch, deinen Kopf weiterzudrehen, wird von einem unangenehmen, manchmal sogar schmerzhaften Ziehen begleitet. Dieses Problem kann auch im Alltag auftreten, wenn du nach hinten schaust.

a Stelle dich aufrecht hin. Strecke einen Arm auf Schulterhöhe nach vorn und schaue auf den Zeigefinger. Fixiere die Fingerspitze mit beiden Augen. Achte darauf, dass du mit beiden Augen die Fingerspitze noch klar sehen kannst. Während die Augen auf einem Punkt deiner Fingerspitze bleiben, bewegst du Augen, Kopf und Arm in der gleichen Geschwindigkeit in die folgenden Richtungen:

b oben rechts
c oben Mitte – oben links
d Mitte rechts
e Mitte – Mitte links
f unten rechts
g unten Mitte – unten links

Wiederholungen: 10 pro Position, dazwischen immer wieder zur Mitte zurückkehren

Beurteilung: Teste nach der Übung, ob du die Schrift auf der Tafel besser, gleich oder schlechter lesen kannst, und kreuze das Ergebnis an:

☐ besser
☐ gleich
☐ schlechter

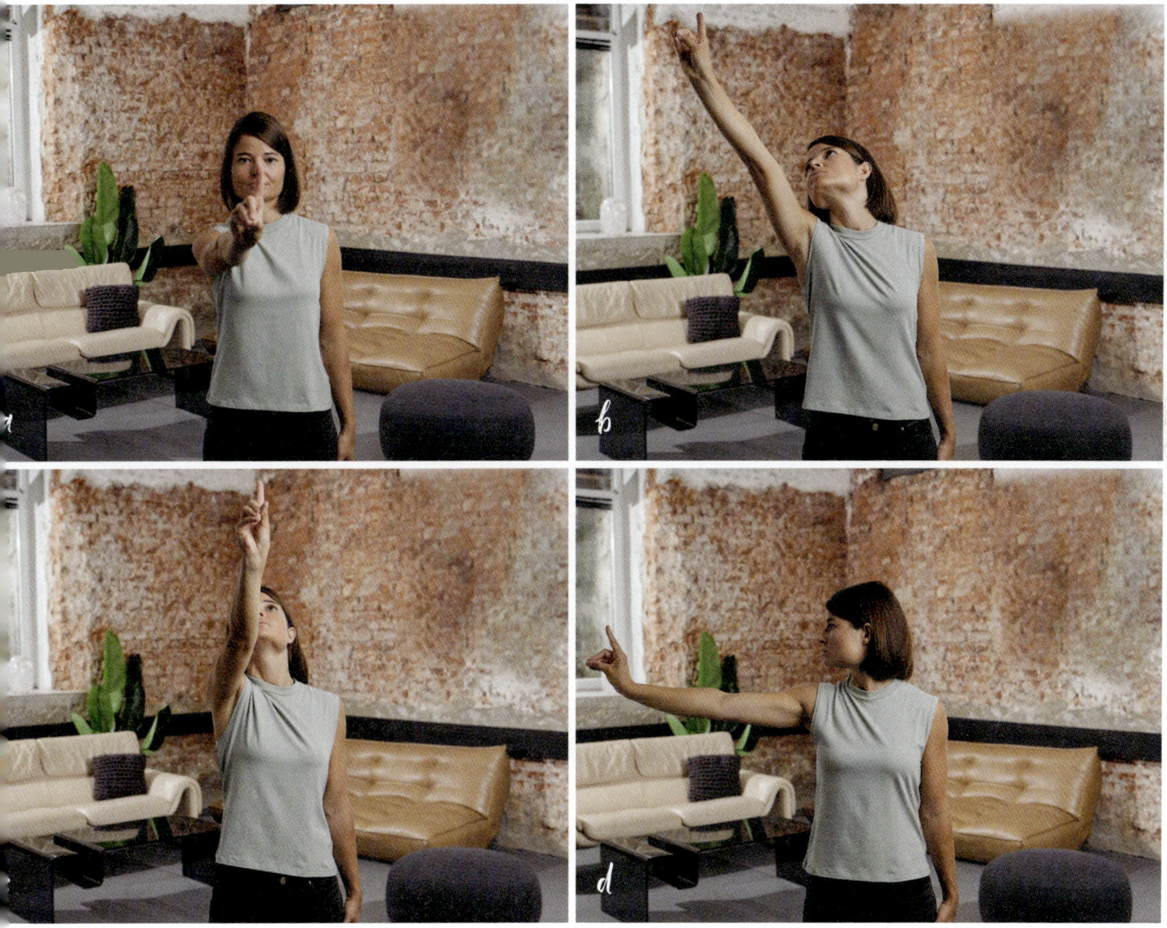

Fortsetzung auf Seite 124

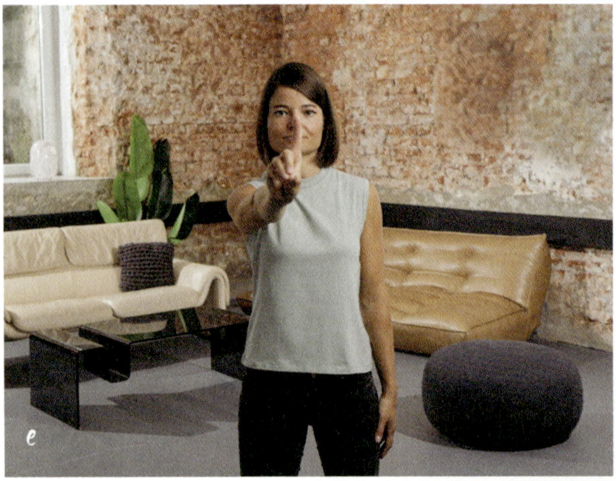
e

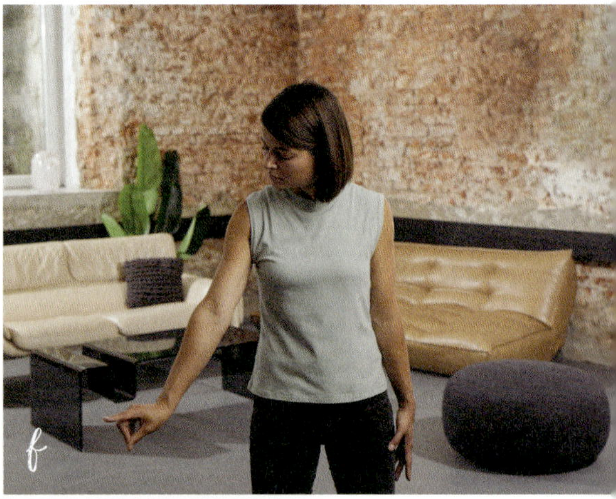
f

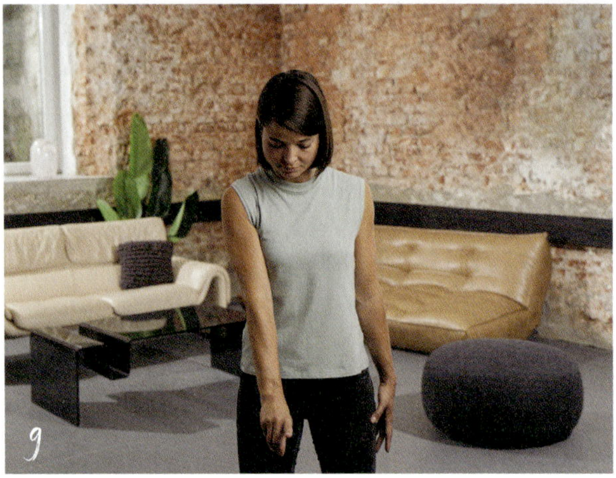
g

Wissen kompakt

Die Kopfbeweglichkeit verbessern

Wenn dich die eingeschränkte Kopfbeweglichkeit plagt und du endlich wieder sicher und schmerzfrei den Schulterblick ausführen möchtest, ist diese Übung genau das Richtige für dich. Sie hebt den vestibulookulärer Reflex auf und mobilisiert den Schulter-Nacken-Bereich. In der vorherigen Übung hast du den vestibulookulären Reflex kennengelernt, der die Augen stabilisiert, während sich der Kopf bewegt. Es gibt jedoch Situationen, in denen dieser Reflex überwunden oder aufgehoben werden kann. Wenn du zum Beispiel versuchst, einem Objekt wie einem durch die Luft fliegenden Ball oder einem vorbeifahrenden Fahrzeug synchron mit den Augen und dem Kopf zu folgen, kann sich der vestibulookuläre Reflex nicht schnell genug anpassen, um das Bild auf der Netzhaut stabil zu halten. In dieser Situation musst du mit dem Blick das Objekt fixieren und Augen und Kopf bewegen, um es im Fokus zu behalten. Damit wird der Reflex aufgehoben. Nur so gelingt die synchrone Bewegung von Kopf und Augen.

Wenn der vestibulookuläre Reflex nicht gut funktioniert oder überempfindlich ist, kann es zu unerwünschten Augenbewegungen kommen, die man als Nystagmus bezeichnet. Dann kann es auch zum Kopfwackeln kommen als Versuch, die Augenbewegungen auszugleichen. Bitte also diese Übung vorsichtig und behutsam ausführen!

Diese Übung zielt darauf ab, den vestibulookulären Reflex zu hemmen, ihn zu unterdrücken oder zu modulieren. Dadurch werden unerwünschte Augenbewegungen reduziert oder eliminiert. Du trainierst, die Augen und die Kopfbewegung gleichzeitig und gleichmäßig durchzuführen. Durch das Fixieren des Punktes wird dabei die Blickstabilisierung aufrechterhalten. Indem die Bewegungsrichtung, das Tempo und der Bewegungsumfang von Augen, Gleichgewichtsorgan und Kopf synchronisiert wird, werden ein höherer Grad an Beweglichkeit und eine Reduzierung der Muskelspannung erreicht.

Tag 20

Augenmassage

Problem: Druck auf den Augen

Du sitzt stundenlang vor dem Computerbildschirm und arbeitest konzentriert. Doch plötzlich spürst du einen unangenehmen Druck in deinen Augen, als ob sie von unsichtbaren Gewichten belastet würden. Der Druck breitet sich aus und zieht bis in die Schläfen und die Stirn.

Stelle dich aufrecht hin, schließe die Augen und probiere die folgende Technik: Drücke mit den Fingern sanft auf die folgenden Punkte und atme dabei bewusst durch die Nase ein und aus:

a–d oben – außen – unten – innen

Hinweis: Achte darauf, während der Massage nicht zu stark auf die Augen zu drücken, um Verletzungen oder Schmerzen zu vermeiden. Sollte sich die Massage unangenehm anfühlen, brich sie sofort ab.

Dauer: 2–5 Minuten pro Stelle

Beurteilung: Teste nach der Übung, ob du die Schrift auf der Tafel besser, gleich oder schlechter lesen kannst, und kreuze das Ergebnis an:

☐ besser
☐ gleich
☐ schlechter

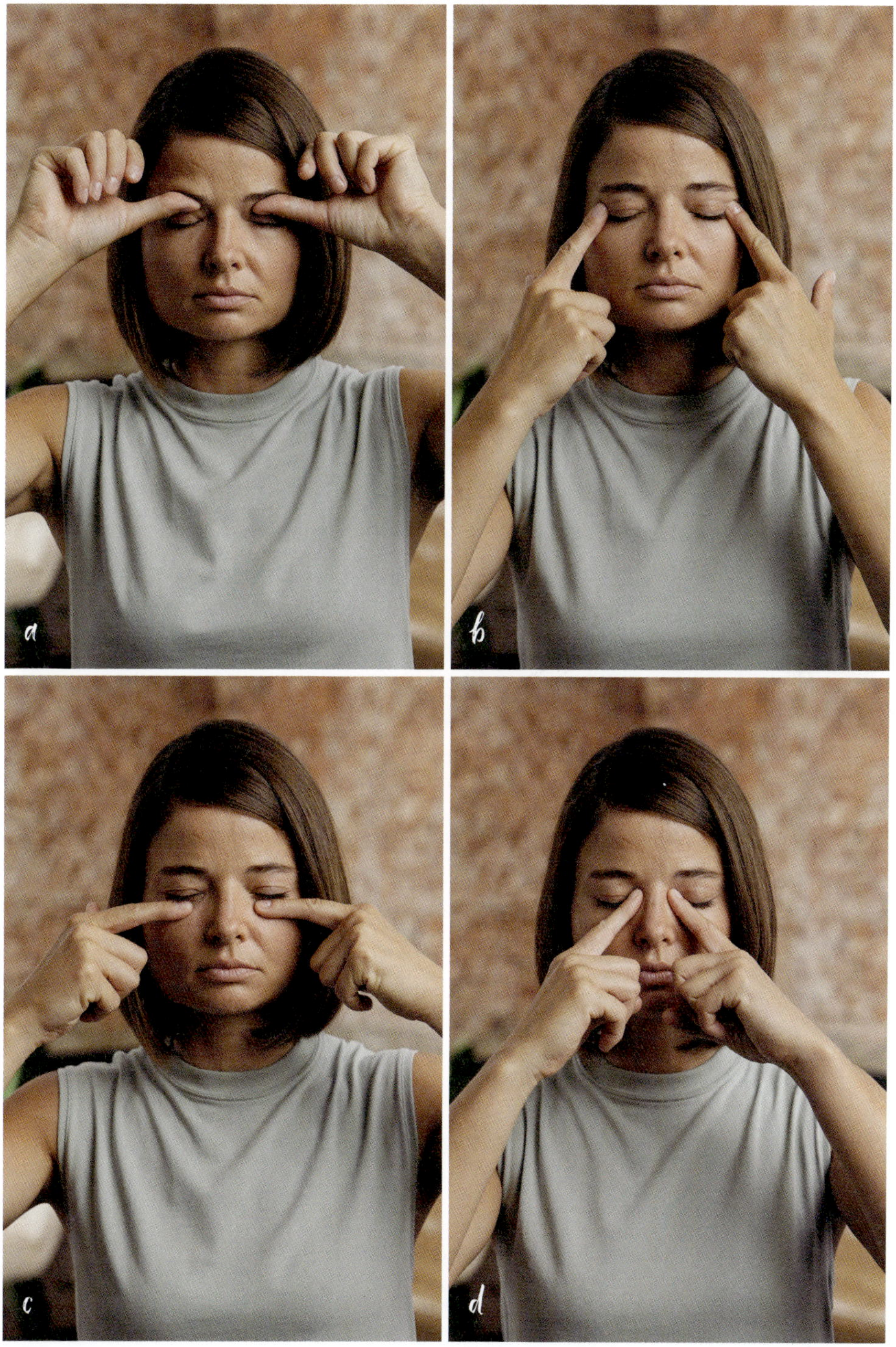
a
b
c
d

Wissen kompakt

Anspannung wegmassieren

Wenn dich Druck auf den Augen quält und du nach einer schnellen Erleichterung suchst, probiere eine Augenmassage aus. Es ist eine einfache und effektive Methode, um die Belastung der Augen zu reduzieren und deine Arbeitszeit angenehmer zu gestalten. Diese sanfte Massagetechnik wird auf die Augenpartie und das umliegende Gewebe angewendet und kann viele positive Effekte auf den Körper haben, etwa eine verbesserte Durchblutung. Dadurch können Nährstoffe und Sauerstoff leichter in die Augen gelangen und Abfallprodukte besser abtransportiert werden. Eine gesteigerte Durchblutung kann auch dazu führen, dass die Augenpartie weniger geschwollen ist und dunkle Augenringe reduziert werden. Außerdem kann sie Verspannungen in der Augenpartie und den umliegenden Muskeln lösen, die oft durch langes Arbeiten am Computer, Lesen oder stressige Situationen entstehen. Durch die Lockerung der Muskulatur kann der Blick entspannter und klarer werden. Zusätzlich kann die Augenmassage auch dabei helfen, die Produktion von Tränenflüssigkeit zu erhöhen, was bei trockenen Augen angenehm sein kann.

Da die Augen während der Augenmassage geschlossen sind und keine visuellen Reize verarbeitet werden, wird die Aktivität in der Sehrinde im Gehirn reduziert. Dafür wird die Aktivität in anderen Bereichen des Gehirns erhöht, wie beispielsweise im sensorischen Kortex. Dieser Bereich ist für die Verarbeitung von taktilen Reizen zuständig und kann dazu beitragen, dass sich der ganze Körper entspannt und Stress abgebaut wird. Das erklärt das wohlige Gefühl, das viele Menschen während der Augenmassage spüren.

Die Wirkung und die Dosierung einer Augenmassage hängen von verschiedenen Faktoren ab. Es ist daher wichtig, auf die eigene Empfindung zu achten, denn jeder Mensch reagiert individuell und manche können die Berührung an dieser Körperstelle vielleicht sogar als unangenehm empfingen. Nimm dir in jedem Fall ausreichend Zeit und Ruhe für diese Übung.

Tag 21

Augen-8er

Problem: tollpatschig und unkoordiniert

Du stößt dich ständig an Gegenständen oder verschüttest Getränke? Beim Tischtennis triffst du die Luft, aber nicht den Ball? Generell sind Ballsportarten nicht dein Ding? Beim Zocken bist du langsam und kannst nicht sofort reagieren?

a–i Blättere auf Seite 130, um dir die Übungsabfolge anzusehen. Stelle dich aufrecht hin. Strecke einen Arm auf Schulterhöhe nach vorn und schaue auf den Zeigefinger. Fixiere die Fingerspitze mit beiden Augen. Zeichne nun mit dem gestreckten Arm eine Acht in die Luft und folge mit beiden Augen der Fingerspitze. Bewege den Arm nur so weit, dass du die Fingerspitze klar sehen kannst. Spiele mit Geschwindigkeit, Bewegungsumfang und Richtung.

Wiederholungen: 10

Beurteilung: Teste nach der Übung, ob du die Schrift auf der Tafel besser, gleich oder schlechter lesen kannst, und kreuze das Ergebnis an:

- ☐ besser
- ☐ gleich
- ☐ schlechter

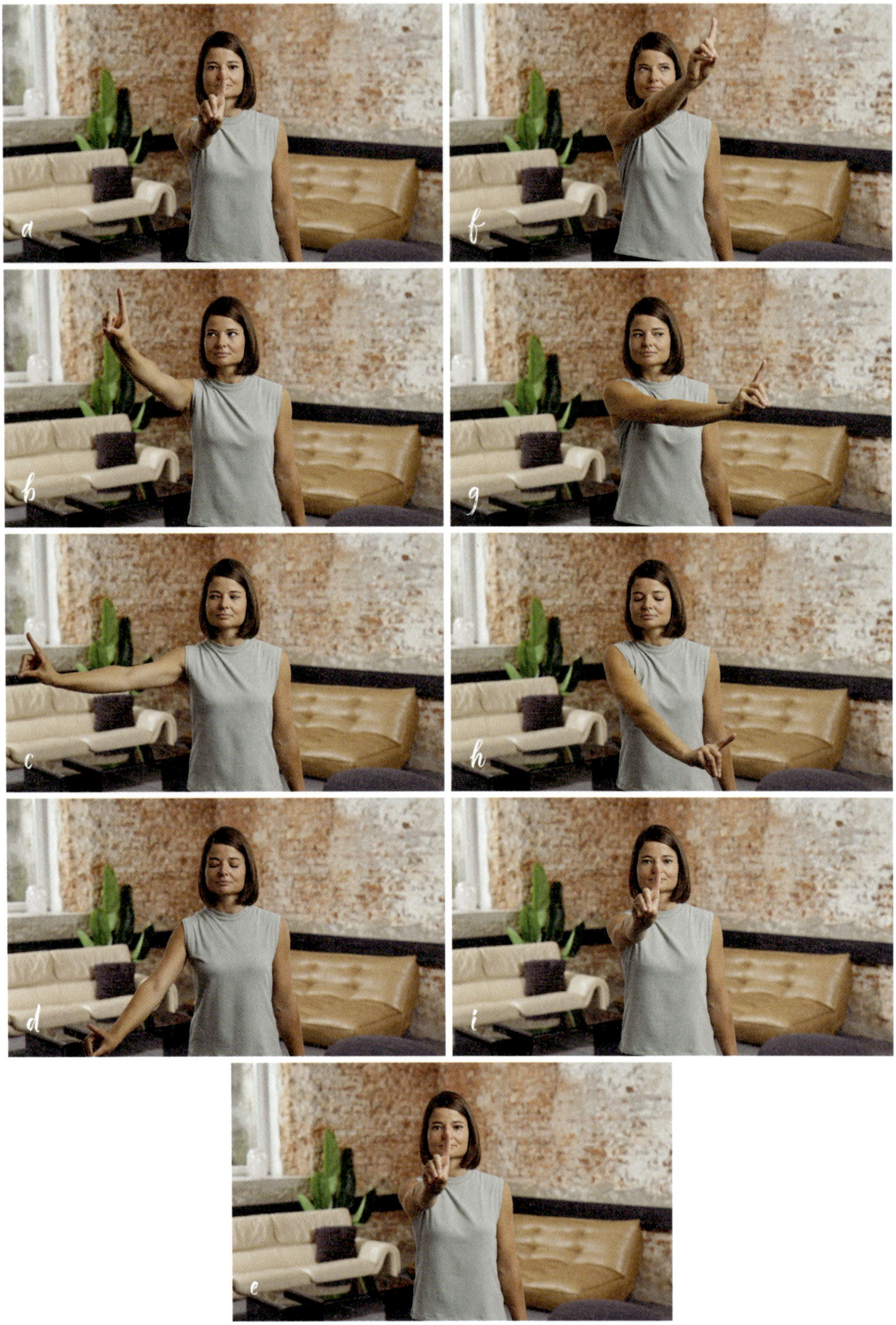
a
f
b
g
c
h
d
i
e

Wissen kompakt

Bring dein Kleinhirn auf Trab

Diese Übung verbessert das Zusammenspiel der Augenbewegungen und kann dazu beitragen, die visuelle Verarbeitung und Wahrnehmung von Informationen zu optimieren.

Augenbewegungen sind eng mit anderen Bewegungen des Körpers verbunden. Durch dieses Training kann die Koordination zwischen Augen- und Körperbewegungen verbessert werden. Das wirkt sich positiv auf die allgemeine Bewegungsfähigkeit aus. Das Kleinhirn spielt hierbei eine wichtige Rolle. Dieser Hirnbereich ist dafür verantwortlich, dass alle Arten von Augenbewegungen präzise und koordiniert durchgeführt werden und mit der Kopf- und Körperhaltung sowie der Bewegung abgestimmt sind. Eine dynamische Körperhaltung ist wichtig, damit die visuelle Wahrnehmung optimal ist. Nur so kann die Ausrichtung der Augen in Bezug auf die Umgebung angepasst und beeinflusst werden. Das Kleinhirn trägt sowohl zur sofortigen Anpassung und Stabilisierung der Blickbewegung als auch zu deren langfristiger Kalibrierung und Verbesserung bei. Dabei koordiniert es die Bewegungen, sodass beide Augen bei der Ausführung der Achterbewegung zusammenarbeiten. Entscheidend ist dabei die Feinabstimmung der Augenbewegungen, um die visuelle Information effektiv zu verarbeiten. Gerade beim Richtungswechsel werden die Adaption, also die Anpassung der Augenbewegung, die schnelle Bewegung und die wechselnde Blickrichtung trainiert. Die Übung kann besonders am Anfang eine Herausforderung sein, es wird aber mit etwas Geduld immer besser.

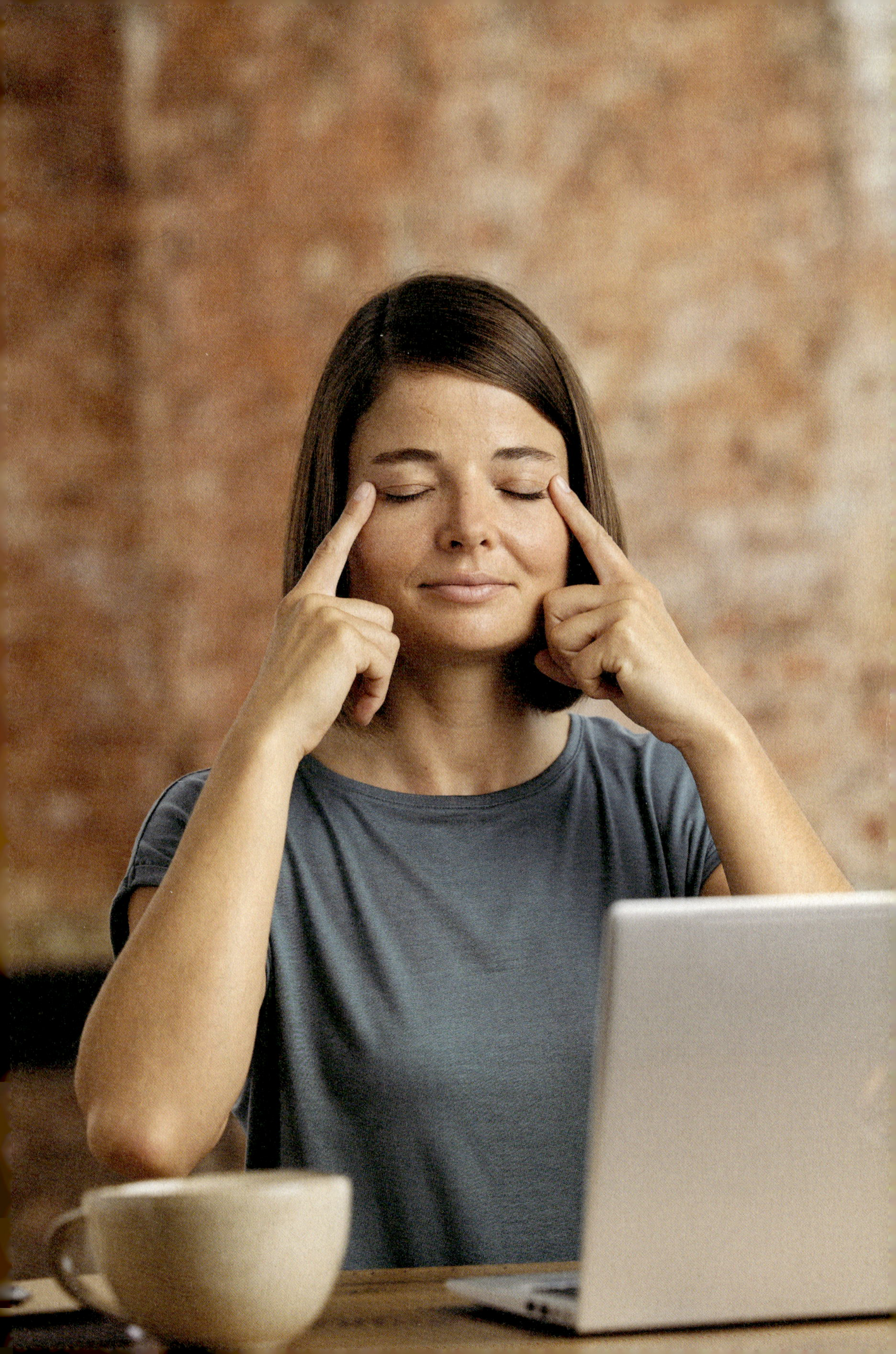

Kapitel 4

Wann und wo du deine Augen trainieren kannst

Tägliche Routinen in den Alltag einbauen

Im Training geht es wie bei allen Zielen, die du dir setzt, um eines: Kontinuität. Die größten Veränderungen geschehen, indem du dich jeden Tag deiner Priorität widmest. Dabei ist es egal, ob das gesunde Ernährung, mehr Bewegung oder Augenübungen sind. Nur was du regelmäßig tust, verändert dich nachhaltig. Um eine Routine für dein Sehtraining aufzubauen, ist es wichtig, dass sie zu deinem Alltag passt. Die besten Vorhaben nützen dir nämlich nichts, wenn sie unrealistisch sind und dich überfordern. Im folgenden Abschnitt bekommst du daher ein paar praktische Tipps aus meinem Trainingsalltag. Ich zeige dir, was sowohl für mich als auch für meine Kundinnen und Kunden in der Vergangenheit gut funktioniert hat. Picke dir einfach heraus, was sich für dich umsetzbar anhört, und probiere es aus.

Sowohl für mich selbst als auch für meine Kundinnen und Kunden schlage ich immer wieder die **Zwei-Minuten-Routine** vor. Man nimmt sich zwei Minuten am Tag für eine neue Gewohnheit Zeit, also in diesem Fall das Sehtraining. Idealerweise schaffst du es sogar, mehrmals täglich die Zwei-Minuten-Routine durchzuführen. Indem du eine Gewohnheit aufbaust und dich an die kontinuierliche Umsetzung gewöhnst, kannst du schrittweise die Zeit und Intensität erhöhen. Die Zwei-Minuten-Routine kannst du dabei als Türöffner nutzen, um den Anfang zu machen und die Grundlage für nachhaltige Veränderungen zu legen. Neue Gewohnheiten kannst du nämlich am besten und am nachhaltigsten etablieren, wenn du sie in sehr kleinen Schritten umsetzt. Es ist also hilfreich, wenn du oft nur ein paar Minuten am Tag in dein Sehtraining investierst. Man nennt das auch »Micro Habits«, also Mikrogewohnheiten. Sie zielen auf die Überwindung des inneren Widerstands. Oftmals erscheint uns eine größere Aufgabe überwältigend. Das Vorhaben, jeden Tag 30 Minuten Sehtraining in deinen Tag einzubinden, führt meist dazu, dass du es aufschiebst oder gar nicht erst angehst. Indem du mit einer winzigen Einheit startest, senkst du also die Hürde und überwindest den inneren Widerstand, da es sich nur um eine kurze Zeitspanne handelt. Es ist einfacher, sich jeden Tag für zwei Minuten zu engagieren als sporadisch für eine längere Zeit.

Und bereits durch die Umsetzung entsteht ein Erfolgserlebnis, das positive Emotionen und Motivation auslöst. Diese Erfolgserlebnisse können dazu beitragen, das Vertrauen in deine Fähigkeit aufzubauen und damit nachhaltig die Gewohnheit beizubehalten. Denn der Körper braucht Wiederholung und Kontinuität, um sich zu verändern und anzupassen. Dabei ist es am einfachsten, wenn du eine bereits bestehende Routine nimmst und die Übungen damit verbindest. Die typischen Beispiele hierfür können sein:

- Aufstehen
- Zähneputzen
- Duschen
- An- und Ausziehen
- Frühstücken
- Kaffeepause
- Mittagessen
- Abendessen
- zur Arbeit fahren
- nach Hause fahren
- Schlafengehen

Meinen Kundinnen und Kunden sage ich immer: Nur was im Kalender steht, findet statt. Trage dir also in den Kalender ein, wann du die Übungen machen möchtest. Schon beim Blick auf deinen Kalender wirst du so an das Training erinnert.

Es gibt keine feste Regel, wie oft du deine Augen pro Tag oder Woche trainieren solltest. Das hängt von deinen individuellen Bedürfnissen und Zielen ab. Im Vergleich zu anderen Trainingseinheiten für den Körper solltest du beim visuellen Training allerdings immer auf kurze Trainingseinheiten achten. Erfahrungsgemäß sind 3 bis 10 Minuten am Stück angenehmer und realistischer als 30 Minuten Training am Stück. Denn im Vergleich zu anderen Muskeln haben deine Augen nach der Trainingseinheit keine Regenerationspause, sondern werden weiterhin den ganzen Tag beansprucht. Es geht also um effektive, kurze tägliche Trainingsimpulse.

Wenn du deinen Zeitpunkt auswählst, achte darauf, wann du die meiste Energie im Laufe des Tages hast. Das Training nach einem langen Arbeitstag einzuplanen, wenn du ohnehin schon erledigt bist, ergibt nicht viel Sinn. Dann ist der erste Teil des Tages sicher besser geeignet. Vielleicht bist du ein Morgenmensch und machst es lieber in Ruhe vor deinem Frühstück? Oder ist es morgens aufgrund von Familie eher hektisch und du nutzt die ersten zwei Minuten vor der Arbeit, um danach fokussiert und konzentriert den Arbeitstag zu starten? Oder motiviert dich frische Luft und du verbindest es mit einem kurzen Spaziergang zwischen deinen Terminen? Du könntest auch deinen Weg zur Arbeit, zur Schule, zur Uni oder nach Hause nutzen, um ein paar Übungen einzubauen. Auch nach jedem Händewaschen wäre ein guter Zeitpunkt. Das kann ein effektiver Auslöser sein und der klare Blick danach in den Spiegel und das Sich-selbst-Zunicken reicht für viele schon als Belohnung.

Die Praxis in den Alltag implementieren

Du hast jetzt eine solide Grundlage zum Sehtraining gelegt und bist bereit, konkrete Tipps und Strategien zu erfahren, wie du es in deinem Alltag umsetzen kannst, um deine Sehkraft zu verbessern. In diesem Abschnitt werde ich dir Anregungen geben, die in unterschiedlichen Lebenswelten – von Büroarbeit bis zu sportlichen Aktivitäten – nützlich sind. Egal, in welcher Lebenswelt du dich befindest, sei es im Büro, zu Hause, im Café, im Restaurant, beim Sport oder anderswo, es gibt viele Möglichkeiten, das Sehtraining in deinen Alltag zu integrieren. Es erfordert regelmäßige Übung und bewusste Zielsetzung, um deine Sehfähigkeit zu verbessern und langfristige Ergebnisse zu erzielen.

Raus an die frische Luft

Die unterschiedlichen Lichtwellen, die du draußen über deine Haut und deine Augen aufnimmst, sind wichtig für deine Gesundheit. Im Laufe des Tages wechseln die Lichtfrequenzen und beeinflussen damit deinen Biorhythmus. Besonders wenn man Schlafprobleme hat, sollte man sich darauf konzentrieren, möglichst viel Zeit draußen zu verbringen und Sonnenlicht aufzunehmen. Natürlich sollst du dabei nicht ungeschützt in die Sonne schauen. Das schadet Haut und Augen. Ideal ist es daher, sich im Schatten aufzuhalten und je nach Bedarf eine Sonnenbrille zu tragen.

Optimal am Bildschirm arbeiten

Wenn du viel Zeit im Büro verbringst und viel Bildschirmarbeit machst, kannst du mit einigen einfachen Schritten deine Augen entlasten.

- **Bildschirmabstand und -höhe:** Achte darauf, dass dein Bildschirm etwa 50 bis 60 Zentimeter von deinen Augen entfernt ist und sich auf Augenhöhe befindet. Dies kann helfen, Nackenverspannungen und Augenbelastungen zu reduzieren.
- **Mache immer wieder Blinzelübungen**, um deine Augen mit Feuchtigkeit zu versorgen und das Trocknen der Augenoberfläche zu verhindern. Du kannst zum Beispiel alle 20 Minuten bewusst blinzeln oder auch bewusst längere Blinzelphasen einbauen, um deine Augen zu entspannen.
- **Passe deinen Arbeitsplatz an dein Führungsauge an.** Fast alle Menschen haben ein bevorzugtes Führungsauge. Du kannst deines mit einem einfachen Test herausfinden. Strecke beide Hände vor dem Körper aus und lege beide Handflächen so übereinander, dass zwischen Zeigefinger und Daumen ein kleines Loch entsteht. Schaue durch dieses Loch auf einen Punkt und führe dann beide Hände zum Kopf, während du weiter den Punkt fixierst. Du wirst automatisch bei deinem Führungsauge landen. Diese Erkenntnis ist wichtig, da bei Überlastung des visuellen Systems das Gehirn dazu neigen kann, den Seheindruck eines Auges zu ignorieren und sich auf das dominante Auge zu konzentrieren. Haltungsprobleme und Konzentrationsschwierigkeiten können die Folge sein. Es ist daher ratsam, den Arbeitsplatz entsprechend einzurichten, um Ablenkungen in der Peripherie zu minimieren und das Sehverhalten optimal zu unterstützen. Wenn dein rechtes Auge dein Führungsauge ist, solltest du dich am Arbeitsplatz so hinsetzen, dass die Tür an deiner linken Seite ist. Dadurch werden nämlich Bewegungen in der Peripherie deines Führungsauges reduziert, die zu Ablenkung und Stress führen.

Entspanntes Üben zu Hause

Besonders zu Hause kannst du einige einfache Anpassungen in deinen Alltag integrieren, um deine Sehkraft zu verbessern.

- Achte darauf, dass du ausreichend Tageslicht in deinem Wohnbereich hast, um deine Augen mit **natürlicher Beleuchtung** zu versorgen. Vermeide grelles Licht oder Bildschirme in dunklen Räumen, um deine Augen zu entlasten.
- Nutze bewusst verschiedene **Blickwechsel**, um deine Augen zu trainieren. Schau in die Ferne und betrachte dann wieder Dinge in deiner Nähe. Du kannst auch verschiedene Ebenen betrachten, zum Beispiel von oben nach unten oder von links nach rechts.
- Nimm dir täglich Zeit für **Augenentspannung**. Das ist eine perfekte Routine vor dem Einschlafen und hilft dir, deinen ganzen Körper zu entspannen. Nutze dafür die Augenmassage (Seite 126/127) oder das Palming (Seite 74).

Achtsam unterwegs

Wenn du mit Freunden oder Familie beispielsweise in einem Café oder Restaurant bist, kannst du bewusst auf deine Sehgewohnheiten achten. Beispielsweise könntest du beim Lesen der Karte (Nahsicht) zur Fernsicht wechseln, indem du versuchst, die aufgestellte Tafel mit den Tagesempfehlungen zu lesen oder Etiketten von Flaschen, die weiter entfernt stehen.

- Nutze die Gelegenheit zu **Blickwechseln**, schaue also bewusst verschiedene Objekte in deiner Umgebung an und wechsle deinen Blick dabei von nahen zu fernen Objekten. Dies kann helfen, deine Augenmuskulatur zu stärken und deine Fähigkeit zur Anpassung an unterschiedliche Entfernungen zu verbessern.
- Du kannst auch **gezielte Augenbewegungen** durchführen, wie zum Beispiel kreisende Bewegungen mit den Augen im Uhrzeigersinn und gegen den Uhrzeigersinn. Dies kann dazu beitragen, die Flexibilität deiner Augenmuskeln zu verbessern.

Augentraining beim Sport

Ob du im Fitnessstudio trainierst, im Park läufst oder eine andere Sportart ausübst, du kannst auch dein Sehtraining in deine sportlichen Aktivitäten integrieren. Hier sind einige Tipps dazu:

- Nutze Momente, in denen du im Training verschiedene Übungen oder Aktivitäten durchführst, um **bewusst deinen Fokus zu wechseln**. Zum Beispiel kannst du beim Gewichtheben oder beim Yoga bewusst auf nahe und ferne Objekte schauen, um deine Augenmuskulatur zu stimulieren.
- Pausen sind auch während des Trainings wichtig, um deine **Augen zu entspannen**. Schließe deine Augen für kurze Pausen oder blinzle bewusst, um deine Augenmuskulatur zu lockern. Das kannst du auch sehr gut beim Krafttraining einbauen.
- Während du dich bewegst, sei es beispielsweise beim Laufen oder beim Pilates, kannst du bewusst **darauf achten, was du in deiner Umgebung wahrnimmst**. Achte zum Beispiel darauf, was du in der Peripherie alles erkennen kannst, während dein Blick geradeaus gerichtet ist.

Unterschiedliche Schriftgrößen und optische Täuschungen

Um das Sehtraining noch interessanter und individueller zu gestalten, kannst du die Schriftkarte auf Seite 140 nutzen. Die immer kleiner werdende Schrift ermöglicht es dir, deine Augen beim Lesen gleichzeitig zu trainieren. Halte dafür das Buch mit ausgestreckten Armen vor dir. Beginne nun, Zeile für Zeile zu lesen und achte darauf, welche Schriftgröße du noch klar und deutlich lesen kannst. Du kannst diese Schriftkarte auch als Test vor und nach jeder Übung des 21-Tage-Programms verwenden, um zu überprüfen, ob sich die Übung besser, gleich oder schlechter auf deine Sehfähigkeit auswirkt. Bewege die Karte nach oben, unten, rechts, links und diagonal, um zu testen, in welcher Position du besser lesen kannst. Du kannst für die Übungen aus dem 21-Tage-Programm statt des Zeigefingers auch diese Schriftkarte nutzen. Durch die immer kleiner werdende Schriftgröße ist sie für die Nah-fern-Blicksprünge (Seite 92/93) ebenfalls hervorragend geeignet. Nutze die Karte spielerisch für dein Sehtraining. Deiner Fantasie sind dabei keine Grenzen gesetzt. Passe die Übungen gern an deine persönlichen Bedingungen an. Sicherlich wirst du, wie das bei vielen meiner Kundinnen und Kunden der Fall ist, mit der Zeit die immer kleiner werdende Schrift immer besser lesen können. Und ganz nebenbei erfährst du kurioses Wissen über deine Augen.

Unsere Augen können etwa 36 000 Informationen pro Stunde verarbeiten – mehr als ein leistungsstarker Computer. Und noch erstaunlicher: In einer Sekunde verarbeiten sie mehr Informationen als ein drei Jahre altes Textdokument. Diese riesigen Informationsmengen werden durch die Sehnerven übertragen, die dünner als ein Haar sind. Die Augenmuskeln bewegen sich etwa 100 000-mal pro Tag und sind damit die aktivsten Muskeln im Körper. Sie richten die Augen in 50 Millisekunden auf ein Ziel aus. Ist das nicht großartig? Um die Augen mit Feuchtigkeit zu versorgen, müssen wir im Durchschnitt 17-mal pro Minute blinzeln. Wichtige Nährstoffe erhält das Auge aus der Tränenflüssigkeit, da die Hornhaut keinen Blutkreislauf hat. Die Hornhaut wiederum ist das klarste Gewebe im Körper – klarer noch als Glas! Damit Licht in elektrische Signale umgewandelt werden kann, stehen der Netzhaut 7 Millionen Fotorezeptoren zur Verfügung, die wiederum 120 Millionen lichtempfindliche Zellen enthalten. Aber das allerwichtigste Merkmal ist, dass die Iris so einzigartig ist wie dein Fingerabdruck. Deshalb ist jeder von uns einzigartig.

Nutze optische Täuschungen zum Trainieren

Optische Täuschungen sind nicht nur unterhaltsam, sie können auch die Sehfähigkeit trainieren. Schaue dir jede der folgenden optischen Täuschungen für zwei Minuten an. Versuche, die Täuschungen zu durchschauen, indem du bewusst darauf achtest, wie die Täuschung erzeugt wird und wie du sie korrigieren kannst. Damit verbesserst du deine Fähigkeit, visuelle Informationen zu verarbeiten. Gleichzeitig schulst du das räumliche Denken. Konzentriere dich auf die dreidimensionalen Aspekte der Täuschungen und versuche, sie zu verstehen.

Müller-Lyer-Illusion

Aufgrund der Anordnung der Pfeilspitzen wirken die Linien unterschiedlich lang. Diese Täuschung tritt aufgrund des visuellen Wahrnehmungssystems auf, das dazu neigt, die Enden der Linien basierend auf ihrer Orientierung zu interpretieren. Dein visuelles System nimmt die nach innen gerichteten Pfeilspitzen als Hinweis für eine konkave Form wahr, wodurch die Linie kürzer erscheint. Die nach außen gerichteten Pfeilspitzen werden als Hinweis für eine konvexe Form wahrgenommen und die Linie erscheint länger.

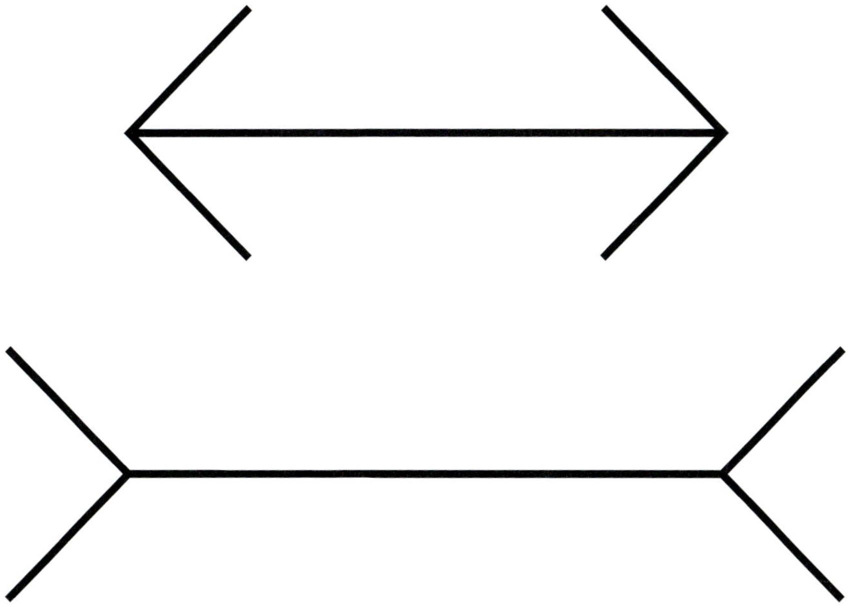

Ponzo-Illusion

Auch bei dieser optischen Täuschung werden parallele Linien unterschiedlich wahrgenommen. Die Linien sind gleich lang, jedoch erscheint die obere Linie länger. Das liegt daran, dass das Gehirn die umgebenden Linien und die Perspektive berücksichtigt. Die obere Linie wird als weiter entfernt wahrgenommen, wodurch sie größer erscheint. Dein visuelles System interpretiert diese Größenunterschiede als Hinweis auf Entfernung und Tiefe, wodurch die obere Linie als länger wahrgenommen wird, obwohl sie es tatsächlich nicht ist.

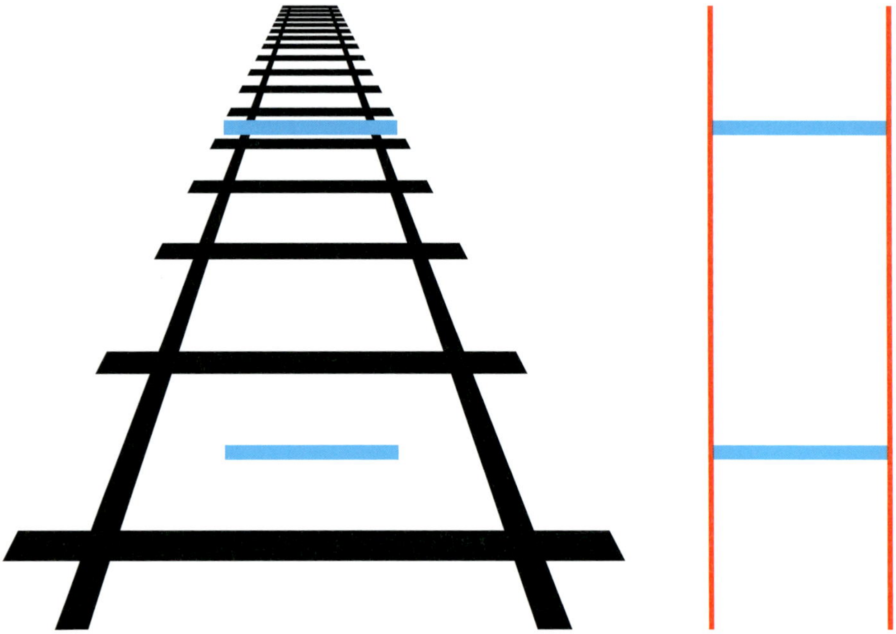

Zöllner-Illusion

Die Zöllner-Illusion ist eine optische Täuschung, bei der parallele Linien schräg erscheinen. Dabei werden horizontale Linien von schrägen Linien gekreuzt. Obwohl die waagerechten Linien parallel verlaufen, erscheinen sie durch die schrägen Linien gekrümmt. Dies geschieht, weil das visuelle System dazu neigt, die schrägen Linien als Tiefen- und Perspektivangaben zu interpretieren.

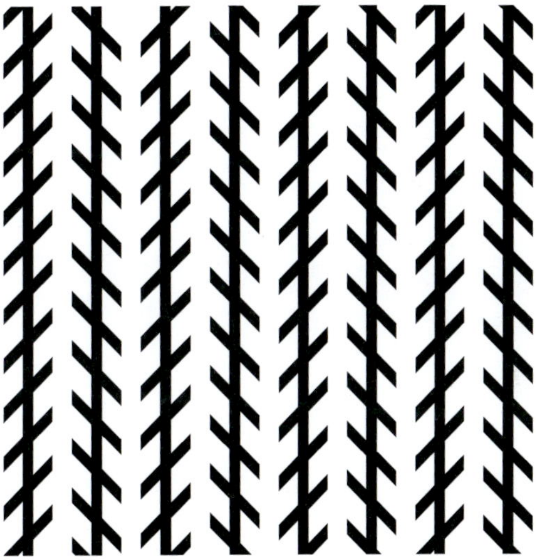

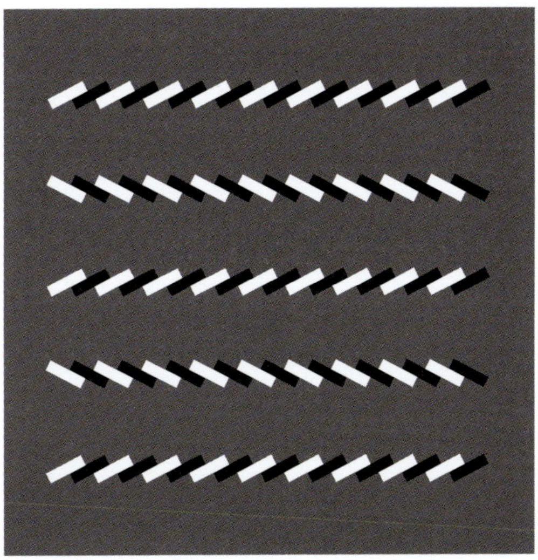

Hering-Illusion

Die Hering-Illusion ist eine optische Täuschung, bei der gerade Linien als gekrümmt wahrgenommen werden. Auch wenn die parallelen Linien gerade sind, erscheinen sie aufgrund der Verjüngung gekrümmt. Dies ist darauf zurückzuführen, dass das visuelle System dazu neigt, sich nach außen verjüngende Linien als Hinweis auf Tiefe und eine konkave Form zu interpretieren.

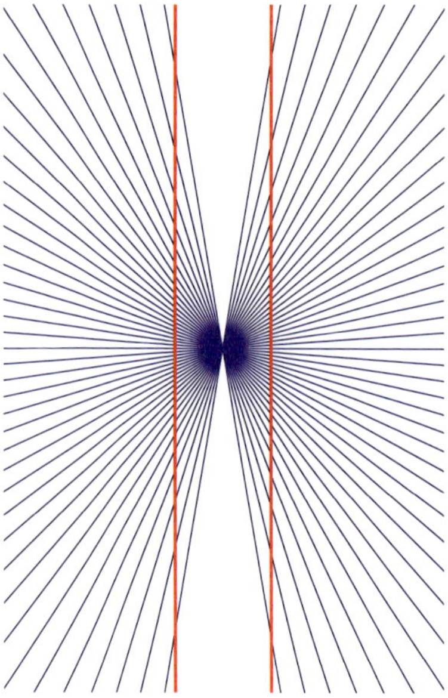

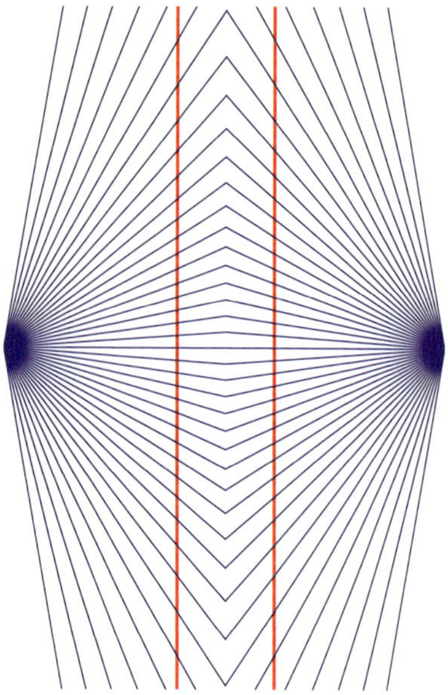

So geht's weiter

In den letzten 21 Tagen hast du deine Augen vermutlich stärker und vor allem vielseitiger bewegt als jemals zuvor. Dabei hast du gelernt, dass verschiedene Faktoren wie Bildschirmarbeit, ausreichend Bewegung, eine ausgewogene Ernährung und genügend Schlaf deine Sehfähigkeit positiv beeinflussen können.

Du weißt jetzt außerdem, dass sich deine Augen und dein Gehirn anpassen können und somit veränderbar sind. Nun geht es darum, die positive Veränderung zu erhalten, und das ist nur durch Wiederholung und Kontinuität möglich. Denn: Tägliches Sehtraining ist der Schlüssel zur Optimierung und Aufrechterhaltung deiner Sehfähigkeit im Alltag. Nur durch gezieltes Üben förderst du präzises Sehen und Raumorientierung. Vielleicht gehörst du zu denjenigen, die die Veränderung während des Trainings nicht direkt bemerkt haben. Vergiss aber nicht, dass du auf lange Sicht in deine Augen und deine Sehfähigkeit investierst! Dafür sind nur wenige Minuten pro Tag erforderlich.

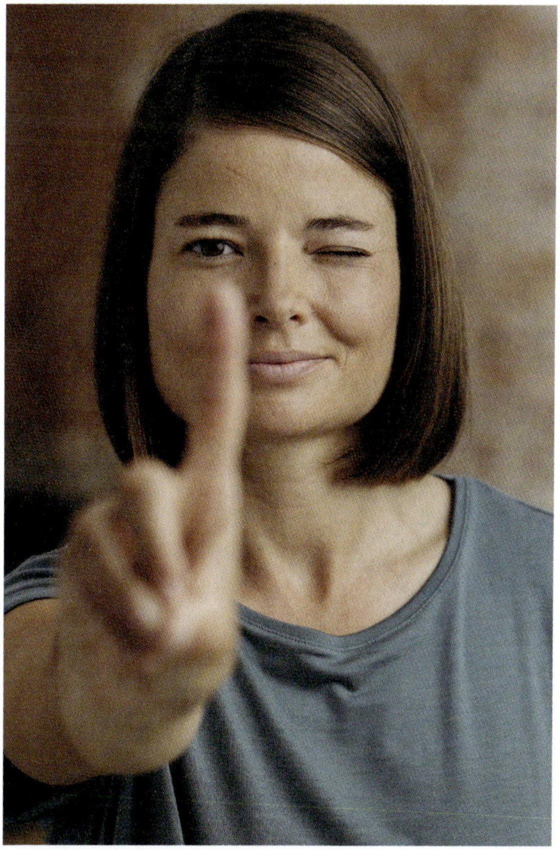

Nun liegt es also an dir. Bleibe aktiv! Baue deine Routine aus! Belohne dich! Tag für Tag. Monat für Monat. Jahr für Jahr. Denn deine Augen sind das Tor zur Welt – halte sie offen und bleibe stets neugierig.

Über die Autorin

Luise Walther ist eine Expertin im Bereich des neurozentrierten Trainings und zertifizierte Z-Health® Master Practitioner. Sie verfügt über langjährige Erfahrung in der Arbeit mit Kundinnen und Kunden und hat sich darauf spezialisiert, ihre Klienten dabei zu unterstützen, mit Übungen aus dem neurozentrierten Training Beschwerden am Bewegungsapparat zu lindern und die körperlichen Fähigkeiten zu verbessern. Ihr umfangreiches Wissen im Bereich der angewandten Neurowissenschaften gibt sie in Workshops und Trainings weiter. Ihre Expertise ist ebenso für Keynotes, in Vorträgen und Interviews gefragt.

Noch mehr Informationen, Trainings und Workshops findest du auf ihrer Website **luisewalther.de**.

Weiterführende Literaturempfehlungen

Deutschsprachige Bücher

Doidge, Norman (2017): *Neustart im Kopf. Wie sich unser Gehirn selbst repariert.* 3. Auflage, Frankfurt am Main: Campus Verlag

Lienhard, Lars, Schmid-Fetzer, Ulla, Cobb, Dr. Eric (2019): *Neuronale Heilung: Mit einfachen Übungen den Vagusnerv aktivieren – gegen Stress, Depressionen, Ängste, Schmerzen und Verdauungsprobleme.* 7. Auflage 2023, München: riva Verlag

Walther, Luise (2024): *Neurozentriertes Training: So trainierst du Gleichgewicht und Stabilität.* Aktualisierte und erweiterte Auflage, München: bodyLIFE Medien

Walther, Luise (2021): *Schmerzzentrale Gehirn: Neurozentriertes Training: das Schmerzgedächtnis umprogrammieren und Schmerzen lindern.* Stuttgart: Trias Verlag

Englischsprachige Bücher

Brown, Stuart L. (2010): *Play: How it shapes the brain, opens the imagination, and invigorates the soul.* New York: Avery/Penguin Publishing Group

Erickson, Graham B. (2020): *Sports Vision. Vision Care for the Enhancement of Sports Performance.* 2. Auflage, Elsevier Health Sciences

Lundy-Ekman, Laurie (2012): *Neuroscience: Fundamentals for Rehabilitation.* 6. Auflage 2022, Elsevier Health Sciences

Peters, Michael A. (2012): *See to Play: The Eyes of Elite Athletes.* Bascom Hill Publishing Group

Prochaska, James O., Norcross, John C., DiClemente, Carlo C. (1994): *Changing for Good. A Revolutionary Six-Stage Program for Overcoming Bad Habits and Moving Your Life Positively Forward.* New York: Avon Books

Quellenverzeichnis

1 www.duden.de/rechtschreibung/sehen. Zuletzt abgerufen am 24.10.2023

2 www.duden.de/rechtschreibung/Training. Zuletzt abgerufen am 24.10.2023

3 Cobb, Dr. Eric (2020): *9S Speed Certification.* Copyright© 2009, 2020 Z Health Performance Solutions, LLC. zhealtheducation.com

4 Voigt, H. F., Jendrusch, G. (2013): *Betreuen, fördern, fordern. Band 2: Training und Spiel.* Hamburg: Feldhaus

5 Gralla, V. (2007): *Peripheres Sehen im Sport. Möglichkeiten und Grenzen dargestellt am Beispiel der synchronoptischen Wahrnehmung.* Dissertation, Ruhr-Universität Bochum

6 Marées, H. de (1992): Aspekte des visuellen Systems im Sport. In: Janssen, J. P., Schlicht, W., Rieckert, H., Carl, K. (Hrsg.). *Belastung und Beanspruchung.* Köln: Sport und Buch Strauss, S. 45–63

7 Waespe, W., Schwarz, U. (1988): Rasche Augenbewegungen (Sakkaden): Überblick über die physiologischen und anatomischen Grundlagen und ihre klinische Bedeutung. *Schweizerische Medizinische Wochenschrift,* 118 (16): S. 597–604

8 Jendrusch, G., Ehrenstein, W. H. (2008): Antizipatives Sehverhalten: Experimentelle Zugänge und sportwissenschaftliche Perspektiven. *Zeitschrift für praktische Augenheilkunde & Augenärztliche Fortbildung* (ZPA) 29 (10): S.419–427

9 Revien L., Gabor M. (1981): *Sports-Vision – Dr. Revien's eye exercise program for athletes.* New York: Workman Publishing

10 Voigt, H. F., Westphal, G. (1995): Zur Ausbildung von Wahrnehmung und Koordination. *Volleyballtraining,* 19 (4): S. 58–63

11 Matos, R., Godinho, M. (2005): *Influence of sports practice in the useful field of vision in a simulated driving test.* In: FMH (Hrsg.), Active lifestyles: the impact of education and sport, book of abstracts of AIESEP 2005 World Conference, S.160262

12 Jendrusch, G., Tidow, G., Marées, H. de (1994): *»In« oder »Out«? Tennis-Sport – Tennis in Theorie und Praxis,* 5 (2): S. 14–17

13 Berman, A. M. (1988): Identifying and developing sports vision skills. *National Strength & Condition Association Journal,* 10 (5): S. 59–60

14 Jendrusch, G., Tidow, G., Marées, H. de (1989): *Zur Präzision bei der Beurteilung des Ball-Auftreffortes im Tennis.* In: Böning, D., Braumann, K. M., Busse, M. W., Maassen, N., Schmidt, W. (Hrsg.). Sport – Rettung oder Risiko für die Gesundheit? 31. Deutscher Sportärztekongress Hannover 1988. Köln: Deutscher Ärzte-Verlag: S. 51–55

15 Jendrusch, G., Tidow, G., Marées, H. de (1994): *»In« oder »Out«? Tennis Sport – Tennis in Theorie und Praxis,* 5 (2): S. 14–17

16 Ludvigh, E. J., Miller, J. W. (1954): *Some effects of training on dynamic visual acuity* (Project NM 001.075.01.06). Pensacola: Kresge Eye Institute und United States School of Aviation Medicine

17 Jendrusch, G., Tidow, G., Marées, H. de (1994): *»In« oder »Out«? Tennis Sport – Tennis in Theorie und Praxis,* 5 (2): S. 14–17

18 Gralla, V., Jendrusch, G., Pfennig, H., Heck, H., Schlichting, K., Tidow, G. (1995): *Zur Trainierbarkeit des peripheren Sehens am Beispiel der synchron-optischen Wahrnehmung.* In: Krug, J. Hartmann, C. (Hrsg.). Praxisorientierte Bewegungslehre als angewandte Sportmotorik. Sankt Augustin: Academia: S. 219–224

19 Tidow, G. (1996): *Zur Optimierung des Bewegungssehens im Sport.* In: Bartmus, U., Heck, H., Mester, J., Schumann, H., Tidow, G. (Hrsg.). Aspekte der Sinnes- und Neurophysiologie im Sport. In memoriam Horst de Marées. Köln: Sport und Buch Strauß: S. 241–286

20 Jendrusch, G., Tidow, G., Marées, H. de (1989): *Zur Präzision bei der Beurteilung des Ball-Auftreffortes im Tennis.* In: Böning, D., Braumann, K. M., Busse, M. W., Maassen, N., Schmidt, W. (Hrsg.): Sport – Rettung oder Risiko für die Gesundheit? 31. Deutscher Sportärztekongress Hannover 1988. Köln: Deutscher Ärzte-Verlag: S. 51–55

21 Morris, D. G. S., Kreighbaum, E. (1977): *Dynamic visual acuity of varsity women volleyball and basketball players*. Research Quarterly of the American Association of Health and Physical Education, 48: S. 480–483

22 Alvarez, T. L., Scheiman, M., Santos, E. M., Morales, C., Yaramothu, C., D'Antonio-Bertagnolli, J. V., Biswal, B. B., Gohel, S., Li, X. (2020): The Convergence Insufficiency Neuro-mechanism in Adult Population Study (CINAPS) Randomized Clinical Trial: Design, Methods, and Clinical Data. *Ophthalmic Epidemiol.* 27. Februar (1): S. 52–72. doi: 10.1080/09286586.2019.1679192. Epub 2019 Oct 22. PMID: 31640452; PMCID: PMC6944764

23 Scheiman, M., Mitchell, G. Lynn, Cotter, S., Taylor Kulp, M., Cooper, J., Rouse, M., Borsting, E., London, R., Wensveen, J. (2005): A Randomized Clinical Trial of Vision Therapy/Orthoptics Versus Pencil Pushups for the Treatment of Convergence Insufficiency in Young Adults. *Optometry and Vision Science: Official Publication of the American Academy of Optometry*. 82, Nr. 7: S. 583–595. doi: 10.1097/01.opx.0000171331.36871.2f

24 Scheiman, M., Gwiazda, J., Li, T. (2011): *Non-Surgical Interventions for Convergence Insufficiency.* Cochrane database of systematic reviews (online) 3: doi:10.1002/14651858.CD006768.pub2

25 Slonim, P. S., Weissman, S., Glazer, E., Nettler, P. (1975): Effects of training on dynamic stereo acuity performance by males and females. *Perceptual and Motor Skills.* 40 (2): S. 359–362

26 Sachsenweger, M. (1988): Die Bedeutung der dynamischen Stereo-Sehschärfe für den Wettkampfsport. *Medizin und Sport.* 28 (1): S. 25–28

27 Ludvigh, E. J., Miller, J. W. (1954): *Some effects of training on dynamic visual acuity* (Project NM 001.075.01.06). Pensacola: Kresge Eye Institute and United States School of Aviation Medicine

28 https://institut-sehen.de/sportsvision#:~:text=Alle%20Sportler%20streben%20nach%20Gold&text=Und%20so%20haben%20viele%20Athleten,-Visualtrainingsprogramme%20weitere%20Leistungsverbesserungen%20zu%20erreichen, Institut Sehen – Vision Care Center. Zuletzt abgerufen am 24.10.2023

29 Jendrusch, G., Cordes, J. (2016): Visuelles System und Training im Sport: Möglichkeiten und Grenzen. *Zeitschrift für praktische Augenheilkunde & augenärztliche Fortbildung*, 37(5): S. 231–242

30 Ludvigh, E. J., Miller, J. W. (1954): *Some effects of training on dynamic visual acuity* (Project NM 001.075.01.06). Pensacola: Kresge Eye Institute and United States School of Aviation Medicine

31 Bates, W. H. (2013): *Perfect Sight Without Glasses: The Cure of Imperfect Sight by Treatment Without Glasses*. CreateSpace, Independent Publishing Platform

32 Elliott, D. B. (2013): The Bates method, elixirs, potions and other cures for myopia: how do they work? *Ophthalmic Physiol Opt*; 33: S. 75–77. doi.org/10.1111/opo.12034

33 Barrett, B. T. (2009): A critical evaluation of the evidence supporting the practice of behavioural vision therapy. *Ophthalmic Physiol Opt*; 29: S. 4–25. doi:10.1111/j.1475-1313.2008.00607.x

34 Rawstron, J. A., Burley, C. D., Elder, M. J. (2005): A systematic review of the applicability and efficacy of eye exercises. *J Pediatr Ophthalmol Strabismus*; 42: S. 82–88

Bildnachweis

Alle Fotos im Innenteil von Nils Schwarz, www.nilsschwarz.com, außer:

riva Verlag nach Vorlage von Luise Walther: 26, 33, 58, 66, 86, 115
riva Verlag unter Verwendung von Shutterstock/art of line: 107
riva Verlag unter Verwendung von Shutterstock/Spreadthesign: 87
riva Verlag: 57
Shutterstock/Akarat Phasura: 42
Shutterstock/Anastasiia Usenko: 44
Shutterstock/AP focus: 143
Shutterstock/BlueRingMedia: 40
Shutterstock/bsd studio: 29 re.
Shutterstock/Designua: 50
Shutterstock/Fotopogledi: 13
Shutterstock/gentle studio: 29 o.
Shutterstock/grayjay: 48
Shutterstock/IconLauk: 29 li.
Shutterstock/kuroksta: 26 re. u.
Shutterstock/Lesia Khom: 140
Shutterstock/Marochkina Anastasiia: 53
Shutterstock/MisterEmil: 64, 65
Shutterstock/NinjaCodeArtist: 111
Shutterstock/NovaChaos: 26 re. u.
Shutterstock/ORLY Design: 43
Shutterstock/PeopleImages.com - Yuri A: 18
Shutterstock/Peter Hermes Furian: 141, 142
Shutterstock/solar22: 39
Shutterstock/Spreadthesign: 121
Shutterstock/VectorMine: 37, 47
Shutterstock/veronchick_84: 26 re. u.
Shutterstock/Yumiko Kajiwara: 95

Sachregister

Übungsregister